Dieta Sirt

La dieta a base vegetale che attiva i tuoi geni per bruciare
i grassi

*(Senza privazione, attiva il tuo gene magro, aumenta il tuo
metabolismo e brucia i grassi)*

Cesarino Maggioni

TABELLA DEI CONTENUTI

TABELLA DEI CONTENUTI

La Dieta Del Sirt Rispetto Al Digiuno

Allora, come funziona? L'attivazione delle sirtuine aumenta la massa muscolare, ma quando digiuniamo la perdiamo?

I muscoli scheletrici non sono uguali. Il tipo 1 e il tipo 2 sono i due tipi più importanti. Il muscolo di tipo 1 è responsabile di movimenti più lunghi, mentre il muscolo di tipo 2 è responsabile di movimenti più brevi ed esplosivi. È proprio qui che si trova la differenza. L'attività Sirt 1 nelle fibre muscolari di tipo 1 è aumentata dal digiuno, non quelle di tipo 2. Quindi, i nostri muscoli di tipo 1 rimangono grandi e crescono molto mentre digiuniamo.

Sfortunatamente, Sirt 1 diminuisce significativamente nelle fibre di tipo 2, a differenza delle fibre di tipo 1 che diminuiscono durante il digiuno. In altre parole, la combustione dei grassi rallenta e i muscoli si contraggono per produrre calore.

Di conseguenza, le nostre fibre di tipo due subiscono un duro colpo. La maggior parte dei nostri muscoli è composta da fibre di tipo due. In questo modo, nonostante l'aumento della massa di tipo 1, vediamo una significativa perdita di muscolo durante il digiuno. Non solo ci farebbe sembrare più sani, ma perderemo anche peso se solo potessimo evitare la divisione. E il modo per ottenerlo e combattere la diminuzione del muscolo Sirt 1 di tipo 2 causata dal digiuno.

Studiando, i ricercatori della Harvard Medicale School hanno scoperto che interrompere l'attività di Sirt 1 nelle fibre di tipo 2 durante il digiuno impedisce la perdita di muscoli.

Hanno quindi studiato gli effetti dell'aumento dell'attività Sirt 1 sul muscolo e hanno scoperto che entro solo una settimana, le fibre muscolari con aumento dell'attività Sirt 1 hanno mostrato un notevole aumento di massa del venti per cento.

La maggior parte dei partecipanti non ha avuto perdita muscolare dopo aver completato l'attività Sirt 1 e seguire una dieta ricca di cibi Sirt. Alcuni partecipanti hanno visto un lieve aumento della massa muscolare.

Il Prodigio Delle Zone Blu

Spesso si parla delle "Zone Blu" quando si parla dell'evidenza della Dieta Sirt.

In che modo queste aree influenzano gli studi sulla dieta Sirt?

Le Zone Blu sono aree sparse in tutto il mondo dove le persone vivono più a lungo e in modo più sano che il resto del mondo. L'età media degli abitanti di questi luoghi superava i 100 anni, molto più della media globale di 80 anni. Inoltre, è stato dimostrato che poche persone avevano Alzheimer, diabete, malattie cardiovascolari o osteoporosi nonostante l'età avanzata non avessero i tipici problemi di salute neurale e motoria che caratterizzano gli anziani.

Le zone blu sono cinque.

- Oligastra (Sardegna, Italia): In questa regione montuosa della Sardegna, le persone vivono e si nutrono dei frutti della terra, lavorano nelle fattorie e si impegnano regolarmente in sport all'aperto. Per mantenere una dieta mediterranea, consumano pane integrale, vedere, formaggi, latte di capra e, in generale, la carne proveniente dal loro territorio. Vino rosso è comunemente bevuto.

Okinawa (Giappone): la regione del mondo con le donne più anziane. Si pratica l'antica arte del Tai Chi e si consumano molti cibi derivati dalla soia.

- Icaria in Grecia: un'isola greca dove le persone anziane sono in buona salute e mangiano cibi tipici della dieta mediterranea e verdure locali, bevono molto vino rosso e usano molto olio extra vergine di oliva.

La penisola di Nicoya, situata in Costa Rica: Gli anziani fanno lavori fisici e mangiano fagioli e tortiglie di mais.

- Loma Linda (California): un gruppo religioso che vive in comunità, vegetariano e legato alla terra.

Le Qualità Dei Cibi Di Sirt

Nel nostro corpo, i cibi Sirt hanno lo stesso effetto del digiuno e dello sport. Al contrario, questi alimenti non sono esotici; invece, sono popolari. Inoltre, il cioccolato è una piacevole sorpresa. La quantità di cioccolato fondente (85%) dovrebbe essere compresa tra 15 e 20 grammi al giorno. Inoltre, olio extravergine di oliva, radicchio rosso, rucola, fragole, caffè e cipolle rosse.

Il peperoncino piccante, il prezzemolo, il cavolo riccio e i capperi sono tutti considerati sirt.

I datteri medjoul, il tè matcha e il levistico sono alimenti meno comuni, ma tofu e curcuma sono facilmente reperibili.

Le persone che seguono la dieta Sirt dovrebbero mangiare molta frutta e verdura, come rucola, cavolo, mirtilli, radicchio rosso, agrumi, fragole e noci.

L'olio extravergine d'oliva e le spezie devono essere usati per condire gli alimenti: Aggiungi capperi, peperoncino, curcuma e prezzemolo alla cipolla rossa.

Il consumo di cioccolato fondente all'85% può essere limitato a 15-20 grammi al giorno. Dovremmo preferire bere moderatamente tè verde, vino rosso e qualche caffè ogni giorno.

Dobbiamo procedere in due fasi per perdere tre chili in sette giorni.

Nel corso dei primi tre giorni, l'apporto calorico dovrebbe essere pari a 1100 kcal, suddivise in un pasto solido e tre succhi verdi preparati con Sirt, che sono composti da cavolo riccio, rucola, prezzemolo, sedano, mela, limone, arancia e tè verde matcha.

Dal quarto al settimo giorno, invece, aumentiamo le calorie a 1.500 e i pasti solidi diventano due e due succhi verdi. La seconda fase, il mantenimento, dura 14 giorni e si concentra su tre pasti solidi e un succo verde ogni giorno.

Nonostante le loro poche calorie, questi alimenti non lasciano la fame perché sono ricchi di nutrienti e sazianti.

Possiamo citare un pasto Sirt: petto di tacchino con pesto di noci e prezzemolo, servito con un'insalata di arance e finocchi.

È necessario un cucchiaio di prezzemolo, 15 grammi di noci, 15 grammi di parmigiano, un cucchiaio di olio evo, metà succo di limone, cinquanta millilitri di acqua, 150 grammi di petto di tacchino, 20 grammi di arance, 20 grammi di finocchio, un cucchiaio di aceto di vino rosso, 35 grammi di rucola e un cucchiaino di aceto balsamico per una porzione. Il pesto deve essere preparato frullando il prezzemolo, le noci, il parmigiano, l'olio, metà del succo di limone e un po' d'acqua fino an ottenere un composto uniforme.

In frigorifero per trenta minuti dopo aver marinato il petto con un cucchiaio di pesto e il resto del succo di limone.

Scaldare il forno a 200 gradi e mettere il petto marinato in una padella da forno per un minuto a fuoco medio alto. Quindi, mettere tutto in forno per 10 minuti e completare la cottura.

Togliere il pollo dal forno e aggiungere un cucchiaio di pesto che si scogliera sopra. Per cinque minuti, coprire con un foglio di alluminio.

Per preparare l'insalata, tagliare le arance sbucciate, tagliare il finocchio pulito e mescolarli con la rucola, un filo di olio evo, aceto balsamico, sale e pepe.

Sirtfood Green Juice

Ingredienti:

1/2 mela verde media

Succo di 2 limoni

1 manciata molto piccola di prezzemolo

1/2 cucchiaino raso di matcha

1 manciata grande di rucola

2 manciate grandi di cavolo riccio

1 manciata molto piccola di foglie di levistico (facoltativo)

2 o 3 gambi grandi di sedano verde compresa la foglia

Istruzioni

Dopo aver mescolato le verdure, spremerle. Dopo aver spremuto il sedano e la mela, sbucciare il limone e spremerlo a mano. Aggiungere il matcha in polvere an un bicchiere di succo e mescolare bene. Una volta sciolto, aggiungilo al succo e mescolate bene. Servendo, aggiungere un po' d'acqua se la miscela è troppo forte.

L'indagine Pilota Di Sirtfood

Poco a poco, tutte le conoscenze delle culture tradizionali e i risultati sono stati raccolti in importanti studi scientifici, che hanno portato a PREDIMED, che è tra i migliori studi dietetici mai realizzati. Tuttavia, così come altre scoperte sulla salute, anche i risultati del PREDIMED sono arrivati in modo casuale. Non ha mai preso la decisione di creare o concentrarsi su una dieta Sirt. Molto più tardi, la scienza ha scoperto che PREDIMED aveva effettivamente fatto questo. Ciò significava che c'erano ancora molti alimenti Sirt che non erano presenti sul menu, il che avrebbe potuto migliorare ulteriormente i loro immensi vantaggi.

Tutte le ricerche finora hanno anche dimostrato che la perdita di peso a lungo termine può prevenire la malattia e la perdita di peso. Tuttavia, non abbiamo ancora scoperto quanto facile è ottenere questi vantaggi per la salute e il peso corporeo. Sebbene tutti desiderino preservare la propria salute per il futuro, non desiderano avere una buona salute ora?

Per rispondere a queste domande, avevamo bisogno di una modifica specifica della Dieta Sirt che includesse tutti e venti i cibi Sirt più efficaci da cui avevamo raccolto i dati dei risultati precedenti. Abbiamo quindi iniziato il nostro studio pilota.

XK, situato nel cuore di Londra, in Inghilterra, è tra i centri di fitness e salute più famosi di tutta Europa. XK è il posto migliore per testare gli effetti della Dieta Sirt perché ha il proprio ristorante, il che ci ha permesso di creare una dieta, portarla in vita e controllarla sui membri del centro fitness.

Le nostre capacità erano evidenti. Per i nostri membri che seguono la nostra dieta Sirt, che viene prescritta per sette giorni, seguiremo i loro progressi da vicino dall'inizio alla fine, misurando non solo il loro peso, ma anche i cambiamenti nella loro composizione corporea, per valutare come la dieta abbia influenzato i loro livelli di grasso e muscolatura. In seguito, sono state utilizzate misure metaboliche per valutare come la dieta abbia influenzato i livelli di zucchero nel sangue (glucosio) e grassi (trigliceridi e colesterolo).

La scienza della sterilizzazione

La Dieta Sirt funziona perché riesce a rivolgersi an un'antica famiglia genetica che esiste in ognuno di noi. La sirtuine è il nome della famiglia genetica in questione. Le sirtuine sono uniche perché gestiscono processi in profondità nelle nostre cellule che influenzano fattori importanti come la nostra capacità di bruciare i grassi, la nostra vulnerabilità alle malattie e, alla fine, la nostra vita. Le sirtuine hanno un'influenza così profonda che ora sono chiamate "regolatori metabolici principali" a causa della loro profondità. È essenziale per coloro che desiderano perdere peso e vivere una vita lunga e soddisfacente e desiderano mantenere il controllo sui propri chili.

Non è una sorpresa che le sirtuine siano state oggetto di un'intensa ricerca negli ultimi anni. La sirtuina è stata scoperta per la prima volta nel lievito nel 1984 e la ricerca è continuata per i decenni successivi. L'attivazione della sirtuina ha aumentato la durata della vita sia nel lievito che nei topi.

Per quale motivo le emozioni? Di conseguenza, i principi essenziali del metabolismo cellulare sono quasi identici, come nel lievito e negli esseri umani. Se riesci a manipolare qualcosa di piccolo come il lievito in erba e a trarne vantaggio, puoi replicarlo in organismi superiori come i topi, e c'è quindi la possibilità che tu possa ottenere gli stessi benefici negli esseri umani.

Tutto questo ci fa vomitare. Coerentemente, la limitazione continua del consumo alimentare ha dimostrato che le specie e i mammiferi vivono più a lungo. Questo sorprendente risultato è la base per la pratica della riduzione delle calorie per alcune persone, dove il consumo calorico giornaliero è diminuito del 10% e il digiuno intermittente è diventato un metodo popolare per perdere peso. Gli ideatori della dieta 5:2, nota anche come dieta del digiuno, la hanno resa famosa. Nonostante l'attuale aspettativa di prove relative an una longevità migliorata per gli esseri umani associate a queste attività, ci sono prove che indicano una riduzione delle malattie croniche e della massa grassa che inizia a dissolversi.

Tuttavia, indipendentemente dai vantaggi, il digiuno settimana dopo settimana è un'abitudine stancante che la maggior parte di noi non vuole seguire. E la maggior parte di noi non è disposta a rispettare il suo impegno anche se lo fa. Il digiuno ha anche svantaggi, soprattutto se mantenuto per un lungo periodo di tempo. Nell'introduzione, abbiamo elencato gli effetti collaterali come fame, irritabilità, stanchezza, perdita del tono muscolare e rallentamento del metabolismo. Tuttavia, i programmi di digiuno in corso possono anche metterci a rischio di malnutrizione, che influenza il nostro benessere a causa della diminuzione dell'assunzione di nutrienti essenziali. Per molte persone, come neonati, donne incinta e molto probabilmente adulti più anziani, i sistemi di digiuno sono spesso del tutto inadeguati. Anche se il digiuno ha dimostrato di avere vantaggi, non è la bacchetta magica che vorremmo. Pertanto, dobbiamo riflettere: è davvero questo il modo in cui la natura avrebbe dovuto aiutarci an essere sani e magri? Esiste un modo più sicuro.

Quando abbiamo scoperto che il nostro antico gene delle sirtuine 5 ha mediato i benefici della riduzione calorica e del digiuno, abbiamo raggiunto la svolta. Pensare alle sirtuine come i custodi dello stato energetico e della longevità potrebbe aiutare a capire meglio questo. Quindi, reagiscono allo stress corporeo.

La tensione sulle nostre cellule aumenta quando manca energia, come si vede nella riduzione calorica. Ciò viene percepito dai geni sirtuini, che si attivano e inviano una serie di potenti segnali che modificano significativamente il comportamento delle cellule. Le cellule sirtuine migliorano il nostro metabolismo, aumentano l'efficienza dei nostri muscoli, attivano la combustione dei grassi, ridurre al minimo l'infiammazione e riparano eventuali danni alle cellule. Quindi ci mantengono in forma, snelli e sani.

una passione per l'allenamento?

Anche la riduzione calorica e il digiuno stimolano le varie cellule sirtuine.

l'esercizio aiuta. Come l'esercizio fisico e il digiuno, le cellule sirtuine offrono profondi benefici. Per la sua moltitudine di vantaggi, l'esercizio moderato è consigliato quando siamo presi dalla nostra routine, ma non dovremmo concentrare i nostri sforzi sulla perdita di peso su di esso. Secondo la ricerca, il corpo umano ha sviluppato modi naturali per adattarsi, e l'esercizio richiede molto tempo e fatica per essere un metodo efficace per perdere peso. La natura ci ha dato un regime di allenamento estenuante per mantenere una perdita di peso sana. Questo è ancora più controverso ora che nuovi studi mostrano che troppo esercizio fisico può essere dannoso, indebolendo il nostro sistema immunitario, danneggiando il cuore e causando morte precoce.

L'aggiunta di alimenti con sirt

Abbiamo scoperto finora che innescare le nostre cellule sirtuine è essenziale per perdere peso ed essere sani. Fino ad ora, i due metodi noti per ottenerlo sono stati il digiuno e l'esercizio fisico. Sfortunatamente, ci sono alcuni effetti negativi agli sforzi necessari per perdere peso in modo efficace, e per la maggior parte di noi è semplicemente incompatibile con il modo in cui viviamo la vita nel XXI secolo. La fortuna è che i cibi Sirt sono un metodo innovativo e appena scoperto per attivare le nostre cellule sirtuine nel modo più efficace possibile. Come vedremo presto, questi alimenti sono straordinariamente ricchi di sostanze vegetali naturali specifiche che possono interagire con i nostri geni sirtuini e attivarli. A loro volta, imitano i risultati del digiuno e dell'esercizio fisico, offrendo notevoli vantaggi per bruciare i grassi, sostenere la muscolatura e garantire la salute, che prima non erano possibili.

affrontare le difficoltà

Il risultato del nostro studio pilota sulla Dieta Sirt è stato molto positivo: non solo i partecipanti hanno perso un peso impressionante, ma anche il tipo di perdita di peso che ci ha sorpreso. La nostra attenzione è stata attirata dal fatto che molte persone hanno perso peso senza perdere muscolo. In realtà, è stato comune vedere le persone crescere di tono muscolare. Dopo tutto ciò, siamo arrivati alla conclusione inevitabile: il grasso si era semplicemente sciolto. In genere, raggiungere una perdita di grasso significativa richiede un drastico sacrificio di calorie, o l'impegno in un livello di esercizio sovrumano o entrambi. Invece, i nostri partecipanti non hanno detto di essere particolarmente affamati e hanno mantenuto o abbassato il loro livello di esercizio. Alcuni si sono anche sforzati di mangiare tutto ciò che hanno ricevuto.

Come è possibile questo? Solo quando comprendiamo cosa succede alle nostre cellule adipose, ovvero quando c'è un aumento dell'attività di sirtuina, possiamo comprendere questi effetti straordinari.

I geni mangranti

I topi con alti livelli di SIRT1, il gene sirtuina che causa la perdita di grasso, sono più magri e più metabolicamente attivi rispetto a quelli senza SIRT1. Confrontando gli esseri umani, scopriamo che i livelli di SIRT1 nel grasso corporeo delle persone obese sono notevolmente più bassi rispetto a quelli di un individuo del giusto peso. Ciò è dovuto al fatto che le sirtuine, a partire dalla radice stessa, ci aiutano su vari livelli, compresi i geni che controllano l'aumento di peso. Per comprendere questo ulteriormente, dobbiamo guardare più in profondità ciò che accade nei nostri corpi mentre acquisiamo peso.

Il terremoto violento

Inquadraremo questo come un tour di droga a Hollywood. Il nostro corpo è pieno di grasso e le nostre strade sono piene di droga. Le reazioni di aumento di peso nei nostri corpi sono causate dai trafficanti agli angoli delle strade. In realtà, essi sono solo teppisti mediocri. Il vero cattivo è dietro tutto questo, controllando l'intera operazione e negoziando ogni accordo con i passanti. Nel nostro film, questo antagonista è definito PPAR-π (perossisomi proliferato-attivato recettore-z). I geni necessari per iniziare a sintetizzare e immagazzinare il grasso vengono attivati dall'organizzazione del ciclo dell'accumulo di grasso. Riduzione dell'offerta impedisce la proliferazione dei grassi. È possibile evitare efficacemente i benefici dei grassi arrestando il PPAR-ÿ.

Il nostro eroe SIRT1 si alza per sconfiggere il male. L'intera impresa acquisisci-grasso si sbriciola quando il cattivo è chiuso strettamente e non c'è nessuno che può spingere il grilletto. SIRT1 si concentra sulla "pulizia delle strade" quando l'operazione PPAR-p viene interrotta. Come dimostrato, si ottiene questo risultato bloccando non solo la produzione di grasso e lo stoccaggio, ma anche cambiando il nostro metabolismo, il che ci porta an iniziare an eliminare il grasso in eccesso dal nostro corpo. Nelle nostre cellule, SIRT1 ha una spalla, un regolatore centrale noto come PGC-1, come tutti i bravi combattenti della criminalità. Ciò stimola efficacemente la formazione di mitocondri. Le nostre cellule producono queste piccole fabbriche di energia, che alimentano il nostro corpo. Il numero di mitocondri che abbiamo è correlato alla nostra capacità di produrre elettricità. Tuttavia, PGC-1α non solo aumenta il numero di mitocondri, ma li spinge anche a utilizzare i grassi come fonte primaria di energia. Di conseguenza, l'accumulo di grasso è ostacolato su un lato e il bruciagrassi aumenta su un altro.

"WAT" o "BAT"

Finora abbiamo esaminato l'impatto di SIRT1 sulla perdita di grasso nel tessuto adiposo bianco (WAT). Questo tipo di grasso è associato all'aumento di peso. È testardo e secerne una serie di sostanze chimiche infiammatorie che impediscono la combustione dei grassi e l'ulteriore accumulo di grasso, rendendoci sovrappeso e obesi. Ecco perché anche se l'aumento di peso inizia lentamente, può cambiare rapidamente. Tuttavia, la storia della sirtuina è affascinante perché si occupa di un tipo di tessuto grasso meno noto, il tessuto adiposo marrone (BAT), che agisce in modo diverso. Perché è in totale contrasto con il tessuto adiposo bianco e ha bisogno di essere esaurito, il BAT è vantaggioso per noi. Il tessuto adiposo marrone si è sviluppato nei mammiferi per consentire loro di dissipare grandi quantità di grasso in forma di calore, oltre ad aiutare a consumare energia. L'influenza termogenica è essenziale per aiutare i piccoli mammiferi a sopravvivere a temperature più basse. I bambini hanno anche una quantità significativa di tessuto adiposo marrone, ma questa quantità diminuisce rapidamente dopo la nascita e rimane relativamente bassa negli adulti.

In questo contesto, l'attivazione di SIRT1 mostra risultati eccezionali. Il "effetto marrone" si verifica quando i geni del tessuto adiposo bianco vengono modificati in modo che assumano le caratteristiche del tessuto adiposo marrone. Ciò indica che i nostri depositi di grasso iniziano a comportarsi in modo completamente diverso. Invece di immagazzinare energia, si mobilitano per essere smaltita.

Come possiamo vedere, l'attivazione della sirtuina funziona bene sulle cellule adipose, consentendo al grasso di sciogliersi. Tuttavia, non è ancora finita. Gli ormoni più importanti per la riduzione del peso sono anche influenzati positivamente dalle sirtuine. L'attività insulinica viene aumentata dall'attivazione di Sirtuine. Questo aiuta a ridurre la resistenza all'insulina, che è l'incapacità delle cellule di rispondere correttamente all'insulina, che è un fattore importante nell'aumento di peso. Inoltre, SIRT1 migliora il rilascio e l'attività degli ormoni tiroidei, che svolgono una serie di compiti complementari nell'aumentare il nostro metabolismo e, in ultimo, la velocità con cui bruciamo i grassi.

La gestione della tristezza

Nel nostro studio pilota, non abbiamo previsto che i partecipanti non avessero fame nonostante la riduzione delle calorie. Alcune persone hanno davvero avuto difficoltà a consumare tutto ciò che hanno ricevuto.

Una delle grandi vantaggi della Dieta Sirt è che non richiede una restrizione calorica a lungo termine. La prima settimana della dieta è l'iper-successo: combiniamo un digiuno moderato con una grande quantità di cibi Sirt forti per un doppio colpo al grasso. Inoltre, come per tutti i regimi di digiuno, ci aspettavamo alcuni segni di fame in questo luogo. Tuttavia, non ne abbiamo mai avuto l'opportunità!

Mentre facevamo l'analisi, abbiamo trovato la risposta. La leptina, o "ormone della sazietà", è l'ormone principale che controlla l'appetito del corpo. La leptina aumenta mentre ci nutriamo, segnalando all'ipotalamo che impedisce an una parte del cervello di sentire desiderio. Al contrario, quando voliamo, la segnalazione della leptina al cervello diminuisce, provocando un senso di afflusso.

La Leptina potrebbe essere utilizzata come un "proiettile magico" nel trattamento dell'obesità a causa del suo successo nel controllo dell'appetito. Tuttavia, l'idea che la leptina smetta di funzionare correttamente a causa di un malfunzionamento metabolico che porta all'obesità ha ostacolato la prospettiva. La quantità di leptina che può entrare nel cervello diminuisce nell'obesità, ma l'ipotalamo diventa più sensibile alle sue reazioni. La resistenza alla leptina è una situazione in cui la leptina è presente, ma il suo funzionamento è compromesso. Di conseguenza, molte persone in sovrappeso ricevono segnali per continuare a desiderare più cibo e il loro cervello continua a pensare che sono sottoalimentati.

Di conseguenza, mentre la quantità di leptina nel sangue è necessaria per regolare l'appetito, la quantità di leptina che entra nel cervello e il suo effetto sull'ipotalamo sono significativamente più importanti. È qui che i cibi Sirt entrano in gioco.

Nuove prove mostrano che i nutrienti dei cibi Sirt aiutano an invertire la resistenza alla leptina. C'è un aumento sia del trasporto di leptina al cervello che della reazione dell'ipotalamo alla leptina. Quindi torniamo alla nostra domanda iniziale: perché le persone che seguono la Dieta Sirt non si sentono affamate? Ciò comporta un breve calo dei livelli di leptina nel sangue, che normalmente causa fame, ma incorporare cibi Sirt nella dieta migliora il controllo dell'appetito.

Come vedremo più avanti, i cibi Sirt influenzano anche i nostri centri del gusto, rendendoci molto più felici e soddisfatti dal cibo. Pertanto, non creda che un eccesso di cibo possa portare alla felicità.

Anche i dietisti più famosi credono che le Sirtuine siano una novità. Tuttavia, la chiave di qualsiasi programma di perdita di peso efficace è concentrarsi sulle sirtuine, che sono i principali regolatori del nostro metabolismo. Tradizionalmente, l'esistenza stessa della nostra società moderna, con stili di vita sedentari e cibo abbondante, è il catalizzatore ideale per azzerare la nostra operazione sirtuine. Gli effetti di quanto affermato possono essere osservati nella nostra vita quotidiana.

La buona cosa è che ora conosciamo cosa sono le sirtuine, come viene gestita la conservazione dei grassi e come viene innescata la combustione dei grassi, e, soprattutto, come attivarle. Grazie a questa svolta innovativa, ora puoi finalmente prendere al volo i punti cruciali per il successo nella perdita di peso duratura.

Conservare il tono del muscolo

Quindi, qual è il problema? Vediamo di aiutarti a capirlo. In primo luogo, significa che sarai molto più attraente. Un corpo magro, tonico e atletico che è più attraente viene ottenuto sciogliendo il grasso mantenendo il muscolo. Ancora più importante, dovresti mantenere la tua forma fisica. Il muscolo scheletrico è la parte principale che rappresenta il dispendio energetico del nostro corpo ogni giorno. In altre parole, più muscoli hai, più energia usi. Inoltre, aumenta la probabilità di successo a lungo termine e la perdita di peso più rapida. Sappiamo ora che una dieta convenzionale provoca perdita di peso attraverso la perdita di grasso e muscolare, il che significa che il tasso metabolico diminuisce notevolmente. Ciò significa che il corpo riprenderà peso quando torna an un regime alimentare normale. Tuttavia, l'uso di alimenti sirt per mantenere la massa muscolare ti farà bruciare più grasso mentre il tuo tasso metabolico diminuirà leggermente. Questo crea la base ideale per la perdita di peso che dura a lungo.

La massa muscolare e le sue funzioni sono anche fattori che contribuiscono al benessere e all'invecchiamento sano. Mantenere il tono muscolare ci mantiene attivi nella vecchiaia e previene lo sviluppo di malattie croniche come il diabete e l'osteoporosi. È importante sottolineare che sembra anche renderci felici; gli scienziati affermano che le sirtuine aiutano anche a ridurre la depressione e altri disturbi legati allo stress.

In conclusione, perdere peso mantenendo il muscolo è un risultato enormemente desiderabile. È una caratteristica distintiva della Dieta Sirt. Per comprenderlo meglio, dobbiamo tornare alle sirtuine e ai loro potenti effetti sul muscolo.

Le sirtuine e il volume muscolare

Le sirtuine sono una famiglia di geni nel corpo che proteggono i nostri muscoli e impediscono loro di rompersi quando sono sotto stress. SIRT1 inibisce efficacemente gli strappi muscolari. Anche durante il digiuno, gli strappi muscolari sono evitati finché SIRT1 viene attivato e iniziamo a bruciare grassi per il carburante.

Tuttavia, il SIRT1 bene ts non si limita a mantenere la massa muscolare. In realtà, le sirtuine aumentano la massa muscolare scheletrica. Per capire come funziona il processo, dobbiamo esplorare l'affascinante mondo delle cellule staminali. La cellula satellitare, una specie di cellula staminale, controlla la crescita e la rigenerazione del nostro muscolo. Le cellule satellitari rimangono tranquille per la maggior parte del tempo, ma quando un muscolo è indebolito o sotto stress, vengono stimolate. I nostri muscoli diventano più grandi attraverso l'allenamento con i pesi. Senza l'attività di SIRT1, le cellule satellitari non possono funzionare e i muscoli diventano più piccoli. Tuttavia, stimoliamo le cellule satellitari per la crescita e il recupero aumentando l'attività SIRT1.

La Fame E Il Digiuno

Ciò porta an una questione cruciale: Se l'attivazione delle sirtuine fa crescere la massa muscolare, allora perché stiamo perdendo massa muscolare mentre digiuniamo? Inoltre, il digiuno stimola le nostre cellule sirtuine. Uno dei principali problemi con il digiuno è questo.

Tuttavia, vediamo come funziona. I muscoli scheletrici non sono identici tra loro. Il tipo-1 e il tipo-2 sono i due tipi principali, secondo convenzione. Il muscolo di tipo-1 è responsabile di movimenti più lunghi, mentre il muscolo di tipo-2 è responsabile di brevi esplosioni di movimenti più intensi. Inoltre, questo è il punto in cui il discorso diventa interessante: L'attività SIRT1 nelle fibre muscolari di tipo-1 è solo aumentata dal digiuno, non nelle fibre muscolari di tipo-2. Pertanto, la parte muscolare di tipo-1 è conservata e aumenta notevolmente mentre digiuniamo. Sfortunatamente, SIRT1 diminuisce rapidamente nelle fibre di tipo-2, a differenza delle fibre di tipo-1 che diminuiscono durante il digiuno. Ciò indica che il processo di combustione dei grassi rallenta e che i muscoli si contraggono per produrre calore.

Quindi, il digiuno per i muscoli è un colpo a doppio taglio: colpisce duramente le nostre fibre di tipo-2. La maggior parte dei nostri muscoli è composta da fibre di tipo-2. Quindi, mentre il digiuno aumenta la massa di tipo-1, vediamo anche una perdita significativa di muscolo. Si potrebbe ottenere una maggiore perdita di peso se fossimo in grado di evitare la ripartizione. Questo può essere ottenuto attraverso il contrasto della diminuzione del SIRT1 causata dal digiuno nel muscolo di tipo-2.

I ricercatori della Harvard Medical School hanno testato questo in uno studio eccezionale sui topi e hanno scoperto che bloccare l'attività di SIRT1 nelle fibre di tipo-2 durante il digiuno impediva ai topi di perdere muscolo. In seguito, i ricercatori hanno continuato e hanno testato l'impatto dell'aumento dell'attività SIRT1 sul muscolo dei topi alimentandoli piuttosto che lasciarli a digiuno. I livelli di attività SIRT1 aumentati nelle fibre muscolari hanno mostrato un aumento del 20% di peso in solo una settimana. Anche se la nostra ricerca è stata complessivamente più blanda, questi risultati sono molto simili a quelli della nostra indagine sulla dieta Sirt. La maggior parte dei partecipanti non ha avuto perdita muscolare, e alcuni hanno visto un aumento della massa muscolare moderatamente forte, grazie all'attività SIRT1 e an una dieta ricca di alimenti ricchi di sirt.

Mantenere le muscoli in salute

Inoltre, non è limitato alle dimensioni della massa muscolare. Il proliferativo effetto di SIRT1 sul muscolo influisce anche sul suo funzionamento. La capacità del muscolo di attivare SIRT1 diminuisce con l'invecchiamento. Ciò lo rende meno ricettivo ai benefici dell'esercizio e lo rende più vulnerabile ai danni dei radicali liberi e degli amminoacidi, che portano allo stress ossidativo. I muscoli si indeboliscono gradualmente e si affaticano più velocemente. Tuttavia, il declino legato all'età può essere evitato aumentando l'attivazione di SIRT1.11–13. In effetti, attivando SIRT 1 per fermare la perdita di massa muscolare e le altre funzioni correlate all'invecchiamento, avremo molti benefici correlati alla salute, come fermare l'indebolimento osseo e migliorare la mobilità e altri miglioramenti complessivi. Non è una sorpresa che, secondo recenti studi, quanto più polifenoli (e quindi sirtuine che attivano i nutrienti) c'è nelle diete degli anziani, maggiore è la sicurezza di poter godere di un deterioramento fisico più lento con l'età.

Non credere che questi beni ts siano solo per gli anziani, che potrebbero essere lontani dalla nostra età. A ventisette anni, inizieranno i sintomi dell'invecchiamento e il muscolo inizierà a perdere in modo costante. Ai quaranta anni, anche se il peso complessivo sembra aumentare, ci sarà una perdita del 10% di tessuto e una perdita del 40% all'età di settanta. Tuttavia, c'è una crescente evidenza che la stimolazione dei nostri geni sirtuini può prevenire e invertire questo.

Perdita di massa muscolare, crescita e funzione: L'attività della sirtuina è importante per questo. Ricordatelo, e non c'è da meravigliarsi che in una recente recensione nella prestigiosa rivista medica Nature, le sirtuine sono state descritte come regolatori maggiori della crescita muscolare. L'aumento dell'attivazione di sirtuine è stato descritto come una delle nuove strategie promettenti per combattere la perdita muscolare, aumentare la qualità della vita e ridurre la mortalità e le malattie.

I risultati a sorpresa del nostro studio pilota non erano più così sorprendenti considerando gli effetti forti che le nostre cellule sirtuine possono avere sui muscoli. Abbiamo iniziato a capire che seguire una dieta ricca di Sirtfood poteva guidare la perdita di peso mentre nutrivamo i nostri muscoli.

Tuttavia, questo è solo il principio. Nel capitolo successivo vedremo come i Sirtfood migliorano la salute e la qualità della vita.

I SIRTFOODS: Finora abbiamo scoperto che la famiglia genica antica delle sirtuine ha la capacità di aiutare a bruciare i grassi, rinforzare i muscoli e mantenerci super sani. È noto che le sirtuine possono essere attivate attraverso il digiuno, l'esercizio fisico e la riduzione calorica. Tuttavia, c'è un altro modo per raggiungere questo obiettivo: il cibo. Ci riferiamo agli alimenti della carne che hanno il maggior potenziale per produrre sirtuine.

Oltre agli antiossidanti, sapere cosa sono i sirtfood ci fa cambiare il modo in cui pensiamo agli alimenti come frutta e verdura perché hanno molti benefici per la nostra salute. Non c'è dubbio che una dieta ricca di frutta, verdura e alimenti vegetali generalmente riduce il rischio di molte malattie croniche, tra cui i più grandi assassini, le malattie cardiache e il cancro. Molte ricerche hanno dimostrato questo. Ciò è dovuto al loro ricco contenuto nutrizionale, che include vitamine, minerali e antiossidanti, che sono stati probabilmente la parola d'ordine di salute più discussa negli ultimi dieci anni. Tuttavia, vi stiamo per raccontare una storia completamente diversa.

Sirtfoods offre una soluzione ottimale per evitare i nutrienti controversi. Certo, sono tutti componenti vitali, ma Sirtfood ha qualcosa di completamente diverso e speciale. Si potrebbe cambiare la prospettiva e dire che i Sirtfoods sono utili non perché forniscono al corpo nutrienti essenziali o antiossidanti per combattere i radicali liberi dannosi. Invece, cosa succederebbe? Perché ci sono così poche tossine in loro? In un mondo in cui la pubblicità di quasi tutti i presunti "superfood" si basa sugli alti livelli di antiossidanti, questo potrebbe sembrare folle. Tuttavia, è un'idea innovativa che vale la pena discutere.

CIO' CHE NON FUNZIONA RENDE PIU' FORTI   Torniamo   ai   metodi convenzionali per innescare le sirtuine: il digiuno e l'attività fisica. Come dimostrato in precedenza, la ricerca ha dimostrato che una riduzione dell'apporto dietetico è significativamente vantaggiosa per la perdita di peso, il benessere e probabilmente la longevità. Poi c'è l'esercizio, che ha molti vantaggi per la mente e il corpo, come dimostrato dalla scoperta che l'esercizio regolare riduce notevolmente la mortalità. Tuttavia, cosa hanno in comune?

Il calore costituisce la soluzione. Il corpo è leggermente stressato dal digiuno e dall'esercizio fisico, il che lo rende più produttivo. Il suo adattamento, la reazione del nostro corpo a questi stimoli stressanti, ci rende migliori, più sani e più snelli nel tempo. Sappiamo che le sirtuine provocano questi cambiamenti eccezionalmente positivi, che reagiscono a questi fattori di stress e provocano una serie di cambiamenti positivi nel corpo.

L'ormesi è il termine scientifico utilizzato per rispondere a questi stress. È la convinzione che essere esposto an una dose bassa di un farmaco o di un'ansia che è dannoso o letale se somministrato a dosi più elevate ti fa bene.

In altre parole, "ciò che non ti uccide ti rende più forte". Ecco come funzionano il digiuno e l'esercizio fisico. Il digiuno è mortale e l'eccessivo esercizio fisico è dannoso. Sebbene questi tipi di stress gravi siano chiaramente dannosi, hanno un impatto estremamente negativo finché le pressioni per mangiare e fare esercizio rimangono moderate e gestibili.

La Dieta Sirt: Cos'è E Perché Migliora Il Metabolismo?

Sempre più persone cercano queste parole in vari browser su Internet: Molte persone non conoscono ancora i dettagli della "Dieta Sirt", ma sta diventando molto popolare.

Inoltre, è noto come dieta del gene magro. Spesso viene associato an un semplice programma di tre settimane che promette di perdere peso rapidamente, ma non è così. È considerato un vero protocollo alimentare che mira a migliorare la tua relazione con il cibo per un lungo periodo di tempo.

Per acquisire una comprensione più approfondita di questa dieta, è necessario introdurre uno dei principi fondamentali: sirtuine

Le sirtuine, che sono proteine presenti nell'organismo, devono essere stimolate perché si occupano di garantire che il nostro metabolismo funzioni correttamente. So che probabilmente non hai mai sentito parlare di sirtuine. Poiché poche diete citano queste proteine, sono davvero importanti.

Il loro valore è cresciuto così tanto nel tempo che è stato creato anche il termine Sirtfood, che si riferisce a tutti i cibi che hanno la capacità di attivare i geni magri nel corpo umano.

Molte persone pensano che la dieta Sirt sia nata molto recentemente a causa del fatto che Adele, una delle cantanti più famose al mondo, ha perso molti chili seguendo questo regime alimentare in pochi mesi. La storia della dieta Sirt è iniziata nel 2003, anche se ne parli da poco. In quell'anno venne condotto uno studio sull'effetto del resveratrolo. Potresti non conoscere il nome, ma è un composto che si trova nel vino e nell'uva rossa. Gli studiosi hanno scoperto che questo composto aveva la capacità di attivare le sirtuine, che sono ormai note a tutti.

Due nutrizionisti inglesi hanno seguito queste ricerche e hanno sviluppato un protocollo alimentare efficace che includeva quanti più cibi "attivatori" delle sirtuine fossero possibili. Aidan Goggins e Glen Matten, tutti considerati i fondatori della dieta Sirt, erano i due scienziati coinvolti.

Tuttavia, quali sono questi due scienziati?

Glen Matten è un nutrizionista molto popolare nel Regno Unito, soprattutto perché ha avuto atleti della nazionale inglese, alcuni dei quali sono stati olimpionici e personaggi molto famosi. Anche se Aidan Goggins è un nutrizionista e farmacista che ha sempre amato lo sport. Anche lui si è specializzato nel nutrizionismo sportivo. Lui, come Matten, ha molti clienti famosi e atleti di alto livello. Nel tempo, la loro passione per la nutrizione li ha spinti a creare una vera lista di Sirtfood, cioè cibi con un alto contenuto di sirtuine. Inizialmente hanno testato questo programma con loro e con alcuni pazienti in Inghilterra, precisamente a Chelsea. In questo quartiere di Londra c'era un centro fitness con un ristorante. Tutti coloro che si allenavano in palestra ricevevano cibo sirt in questo ristorante.

40 persone che frequentavano la palestra hanno deciso di partecipare a questo progetto. Per sette giorni di fila, mangiarono solo Sirt. I loro progressi sono stati utilizzati come prova nel tempo. Tutti videro subito che questa dieta funzionava.

Lo studio non si è concentrato solo sulla perdita di peso, che può essere facilmente causata da uno stile di vita più sano e da un basso consumo di calorie, ma soprattutto sulle reazioni del corpo an una dieta così restrittiva. L'attenzione era principalmente sull'equilibrio tra massa grassa e massa muscolare, nonché sul contenuto di grassi e zuccheri nel sangue.

Come sapete, le persone che iniziano una dieta hanno spesso difficoltà a perdere molti chili. Ciò è dovuto alla disparità nella quantità di massa muscolare e grassa, che porta all'effetto della pelle appesa. In questo libro, ho dedicato un intero capitolo agli esercizi fisici, che credo siano essenziali per qualsiasi programma di dieta.

Tornando alla prova di Chelsea, il campione esaminato era piuttosto variegato e includeva uomini e donne di tutte le età, compresi coloro che erano obesi, sovrappeso o avevano un BMI normale. La prima cosa che mi è venuta in mente è che questa dieta può essere seguita da chiunque, anche coloro che erano già in forma o che non hanno ottenuto alcun risultato.

La maggior parte dei partecipanti ha perso circa 3,2 kg in sette giorni. un risultato straordinario. Gli studiosi si sono illuminati quando si sono resi conto che erano in attesa di una dieta che avrebbe avuto un impatto significativo sulla vita di molte persone.

Tuttavia, la cosa sorprendente non era solo questo. Nella loro indagine, i due studiosi hanno notato che, a differenza della maggior parte delle diete, il peso perso da questi individui era principalmente costituito da massa grassa piuttosto che da massa muscolare. Dopo questa scoperta, sempre più celebrità e uomini di spettacolo hanno deciso di seguire questo percorso e questa dieta.

In effetti, questo percorso è stato seguito da molte persone, inclusa Adele, che recentemente ha pubblicato su Instagram una foto che la mostrava molto in forma. Molte dive e atleti hanno deciso di imitare la cantante famosa. Adele ha perso ben trenta chili seguendo questa dieta! Le sue statistiche sono assolutamente straordinarie, e la cosa più sorprendente è che sembra non avere alcuna massa grassa in più; sembra proprio una donna che ha perso così tanto peso.

Per quanto riguarda la sua perdita di peso, Adele ha affermato che ha seguito regolarmente un programma dietetico, quasi ossessivamente, e che ha anche praticato sempre sport, praticando pilates.

Un'altra celebrità che ha seguito questa dieta è Pippa Middelton, la sorella minore della moglie del principe William, Kate Middeton. La sua bellezza fece molto parlare di sé solo qualche anno fa; le persone che la videro per la prima volta rimasero a bocca aperta. D'altra parte, ha sempre affermato che lo sport è una delle sue passioni più grandi nella vita e che tiene molto al suo fisico. Inoltre, ha affermato di aver seguito la dieta Sirt prima del suo matrimonio e ha ottenuto risultati straordinari.

Ovviamente, queste celebrità inglesi hanno avuto la fortuna di ricevere i consigli dei nutrizionisti Matten e Goggins, che hanno anche praticato sport in modo costante.

In conclusione, non posso non ricordare Conor McGregor, uno degli atleti più famosi che ha adottato questo regime dietetico. Questo atleta di arti marziali, in particolare quello della UFC, è uno dei più famosi al mondo non solo per la sua forza, ma anche per il fatto che ha sempre creduto nel valore di mantenere un corpo in forma e allenato. Ha dichiarato di aver seguito la dieta Sirt per un lungo periodo di tempo e che questo gli ha fornito una grande resistenza e forza fisica durante i combattimenti. Ovviamente ha anche lavorato molto per ottenere i risultati desiderati.

Adesso che questa dieta è stata resa pubblica, voglio condividere con te tutte le sue parti principali perché ho provato e visto come ha funzionato sul mio corpo. Anche noi "comuni mortali" possiamo ottenere gli stessi risultati di queste celebrità. In effetti, non hanno utilizzato nessuna formula magica; invece, hanno semplicemente imparato i migliori cibi da mangiare per perdere peso e seguire uno stile di vita sano che fornisse molta energia al loro corpo. La prima cosa che voglio spiegarti è che il metabolismo aiuta il nostro corpo a bruciare e assorbire sostanze. Tuttavia, il metabolismo di ogni persona è diverso, e ci sono molti motivi per cui il loro metabolismo può rallentare notevolmente, il che porta an ingrassare molto. Il corpo umano è un sistema complicato. Il corpo ha bisogno di carburante, come tutte le auto: Tutte le persone sono consapevoli del fatto che un'auto senza benzina non avrà successo e che il carburante scarso inizierà a causare danni, forse anche più gravi.

È attraverso la generazione di energia che il motore funziona. Il funzionamento di tutti gli esseri viventi, inclusi gli esseri umani, è più o meno identico. Il cibo che mangiamo ci fornisce l'energia necessaria per condurre una vita sana.

Il nostro corpo riceve proteine, grassi, carboidrati, vitamine e acqua dal cibo e influenzano il nostro metabolismo. Cosa succede quando il metabolismo non funziona correttamente? Come è possibile prevenire i disturbi metabolici? Inoltre, perché è fondamentale che tutti conoscano come funziona il metabolismo?

Tutti i processi che si verificano nel corpo umano sono inclusi nel termine molto ampio "metabolismo". Quando si consumano quantità sproporzionate di grassi e carboidrati rispetto al proprio fabbisogno, è probabile che si verifichi un disturbo del metabolismo.

Il metabolismo è oggi associato alla velocità con cui bruciano calorie e perdono peso. Questo metodo è troppo semplice. L'uso dell'energia per la vita stessa è noto come metabolismo.

Il corpo consuma l'energia dal cibo in tre modi principali:

- Riposo; - Movimento; - Assunzione di cibo.

Inizialmente ero sorpreso che il corpo potesse bruciare energia anche mentre è a riposo, ma è vero. Devo infatti sapere che dal 60% al 70% della nostra energia consumata ogni giorno viene spesa per regolare il battito cardiaco, la circolazione sanguigna, la respirazione, la formazione delle cellule, la temperatura e altri fattori.

Per questo motivo, diete e restrizioni severe spesso causano una diminuzione della concentrazione.

L'energia che il corpo utilizza per digerire il cibo è del 5-10% del suo consumo giornaliero. È stato dimostrato che il tasso metabolico e il consumo di calorie aumentano se si mangia spesso cibo poco sano. La formula non è complicata.

Fino al trenta percento dell'energia consumata ogni giorno viene utilizzata per attività fisica. Tuttavia, ci sono situazioni in cui il corpo inizia a "risparmiare" le calorie utilizzando una modalità diversa, il che fa fallire il metabolismo.

Ti sarà capitato almeno una volta di non avere nemmeno la forza per completare le attività quotidiane più ordinarie o di scoprire che non hai alcuna motivazione per guadagnare peso in eccesso. In effetti, anche se seguiamo uno stile di vita abbastanza sano e ci sforziamo di bruciare grassi e mangiare poco per smaltire i chili in eccesso, il nostro organismo potrebbe non funzionare bene o sembrare bloccato. Il tuo equilibrio interno non funziona bene. Prima o poi, qualsiasi disturbo del corpo provoca una serie di problemi: debolezza, stanchezza e dolore. Gli esiti di un esame del sangue biochimico possono aiutare a determinare la fonte di questi sintomi iniziali. Di solito, quando notiamo queste sensazioni, il nostro corpo mostra un aumento dei lipidi "cattivi", del glucosio e di alcuni altri indicatori. Tuttavia, per riconoscere questi cambiamenti, dovresti frequentare regolarmente visite mediche e consultare immediatamente un medico se compaiono valori anomali.

È fondamentale sapere come prevenire i disturbi metabolici per rimanere in forma facendo poca fatica e sentirsi bene, attivi, carichi di energia e attraenti.

Uno stile di vita sano è la chiave della prevenzione. Il movimento è vita, quindi qualcuno dovrebbe camminare almeno 10.000 passi o muoversi attivamente per circa 40 minuti al giorno. Nonostante ciò, se segui una dieta malsana, dovresti imparare anche a mangiare in modo sano.

Mangiare regolarmente almeno tre volte al giorno e includere piccoli spuntini tra i pasti principali, preferibilmente alla stessa ora. Il sale e lo zucchero sono alimenti che possono squilibrare il metabolismo, quindi non abusarne mai nella tua dieta.Ogni mese, scienziati di tutto il mondo sviluppano nuovi studi su quali cibi e bevande hanno un impatto sul processo metabolico. Le ultime scoperte hanno dimostrato che il tè promuove la perdita di peso alterando la microflora intestinale e che il consumo regolare di tè riduce la quantità di batteri che causano l'obesità. Devo dire che io stesso consumo regolarmente il tè rosso, ha detto Roobois, nella mia routine quotidiana; lo uso in bustine, che credo sia molto più pratico di quello essiccato in foglie. È disponibile in ogni erboristeria o negozio biologico. Questo tè può rimanere in infusione per più giorni, quindi lo metto in infusione in una grande caraffa e lo sorseggio durante la giornata. Ho visto i suoi effettivi vantaggi su me stessa. Ti posso assicurare che il tè rosso Roobois non solo ha un gusto inconfondibile, ma è anche ottimo. Può essere abbinato al tè bianco o verde perché è ricco di proprietà antivirali e antibatteriche e aiuta an accelerare il metabolismo.

Anche lo studio delle spezie che migliorano il metabolismo ha ricevuto molti studi scientifici: Ad esempio, il peperoncino, lo zenzero e l'aglio aiutano a spendere più calorie durante i processi di conversione del calore.

Il cardamomo, la senape, la curcuma, la cannella e il cardamomo sono tutti noti per la loro capacità di "risvegliare" il corpo e quindi il metabolismo. Tuttavia, è fondamentale ricordare le proporzioni quando si aggiungono i condimenti e tenere presente che molti di loro potrebbero stuzzicare l'appetito, facendoci rischiare di mangiare più di quanto dovremmo.

Ci sono alcune regole che dovresti seguire per riattivare il metabolismo: Come previsto, la prima cosa da fare è mangiare regolarmente, almeno tre volte al giorno, possibilmente alla stessa ora. In particolare, dovresti cercare di non mangiare troppo di notte perché il tuo metabolismo rallenta durante la notte. Non abusare di zucchero e sale durante i pasti. In merito a quest'ultimo, l'Organizzazione Mondiale della Sanità consiglia di non consumare più di 5 grammi di sale al giorno. Molti nutrizionisti affermano che includere elementi della dieta che includono cioccolato fondente, noci, carote e una manciata di mandorle ogni giorno può aiutare ad astinenza dallo zucchero.

Inoltre, non dovrebbe passare troppo tempo tra i pasti. Per questo motivo, oltre ai tre pasti principali, sono consentiti almeno due spuntini al giorno: uno la mattina e uno al pomeriggio. Va poi sottolineato quanto sia importante mangiare lentamente perché la frase "la prima digestione avviene in bocca" è ben nota. Se mangi troppo velocemente, i cibi non vengono masticati correttamente e quindi saranno più difficili da digerire. Di conseguenza, il nostro metabolismo dovrà sprecare maggiori energie per facilitare il processo di digestione più lento. Poiché il nostro corpo si abitua a consumare sempre di meno, dovremmo evitare di digiunare o prendere un'abitudine di mangiare sempre meno. questo a meno che non si tratti di una dieta sana come il digiuno intermittente, che anzi aiuta a riattivare il metabolismo, argomento su cui ho scritto un libro interessante.

Il movimento è anche molto importante per riattivare il metabolismo. Non c'è nulla che possa impedirti di iniziare subito a fare qualcosa. Muoviti mentre ti lavi i denti, mentre il bollitore bolle, mentre aspetti l'ascensore o, ancora meglio, sali a piedi le scale. Ricorda sempre di impegnare tutti i tuoi muscoli quando fai esercizio o fai una passeggiata al mattino o alla sera.

Lo so che questo potrebbe essere estremamente impegnativo per le persone che conducono uno stile di vita sedentario. Tuttavia, aggiungere pochi minuti al giorno e stabilire nuove abitudini è comunque possibile.

In un capitolo specifico, descriverò tutte le procedure che dovrai seguire per esercitarti e rafforzare ogni fascia muscolare del tuo corpo, anche senza muoverti da casa.

Inoltre, dovresti impegnarti a rinunciare a tutte le cattive abitudini. Questo vale per molte cose, non solo per l'alcool e la nicotina. Guardare film e serie televisive per un lungo periodo di tempo su Netflix, in particolare se consuma cibo spazzatura, è un comportamento dannoso. Lo stesso vale per passare molto tempo sui social network come Instagram e Facebook, che ti bloccano davanti an uno schermo e ti impediscono di muoverti, costringendoti a vivere una vita sedentaria.

Dovresti imparare anche a dormire abbastanza. Le persone che dormono in media sei ore o anche meno al giorno hanno maggiori probabilità di soffrire di problemi metabolici. Inoltre, le persone che dormono di più vivono tre centimetri più a lungo rispetto a quelle che dormono di meno. Questa è stata la conclusione degli scienziati dell'Università di Leeds dopo aver esaminato le abitudini di oltre 1.600 individui. La durata ideale di sonno è diversa per tutti, ma la maggior parte delle persone dorme da sette a nove ore al giorno.

Infine, anche se probabilmente avrai sentito questo consiglio più volte, non dimenticarti di bere abbastanza acqua. In effetti, l'acqua è coinvolta in tutte le reazioni chimiche che si verificano nel nostro organismo. In effetti, se ci rifletti, è costituito dal 70% di acqua. Tutti conoscono ormai la raccomandazione di bere almeno due litri di acqua al giorno; questo può essere aggiunto al consumo di tè e tisane, ma solo se non sono zuccherati.

Ogni individuo ha un forte desiderio di rimanere sempre in buona salute. È imperativo che tu sia consapevole del fatto che ognuno di noi possiede una notevole quantità di riserve e opportunità nascoste. È solo nostro dovere capire cosa il nostro corpo può fare per mantenere al meglio il suo funzionamento. Nel corso dei secoli, è stato dimostrato che mangiare correttamente, muoversi e condurre uno stile di vita attivo e sano sono tutti fattori che contribuiscono alla salute.

La Dieta Sirt E Il Modo In Cui Combatte I Grassi

Come più volte sottolineato, la Dieta Sirt suggerisce di includere nella propria dieta cibi specifici che funzionano come bruciagrassi sui depositi corporei. Ciò significa perdere le calorie ingerite senza rinunciare a combattere il grasso in eccesso.

Molti studi scientifici continuano a dimostrare che il digiuno, che significa mantenere un basso apporto calorico quotidiano o anche un digiuno occasionale, può aiutare a perdere i chili in eccesso e ridurre il rischio di contrarre una varietà di malattie. Questo è ampiamente noto e verificato.

La scoperta sorprendente e sorprendente è che molti cibi comuni nella nostra cucina tradizionale aiutano più facilmente a dimagrire e, soprattutto, sono in grado di inibire la formazione di adipe, che si accumula in particolare su parti specifiche del corpo come i fianchi e la pancia.

Pertanto, è vero che il digiuno attiva le sirtuine, che sono responsabili della perdita di peso; Ma, come abbiamo visto, anche i grassi, le cellule e le sostanze nocive vengono eliminati dai nostri alimenti. Pertanto, non siamo più costretti a soffrire la fame, che può causare stanchezza, irritabilità o perdita di massa muscolare per tornare in forma.

La dieta Sirt consiglia i cibi giusti per stimolare il "gene magro" per evitare gli effetti negativi e migliorare la performance fisica. Inoltre, questi migliorano il benessere generale aumentando la resistenza allo stress, aumentando l'energia e aumentando l'attenzione, soprattutto nei regimi dietetici.

La dieta Sirt protegge anche dall'obesità e da malattie successive; In effetti, i livelli di insulina diminuiscono con la riduzione delle calorie e la massa adiposa diminuisce notevolmente a causa di un deficit energetico.

Secondo Giorno

Il primo giorno della tua dieta Sirt è passato. Probabilmente hai avuto una certa fame oggi al risveglio, ma non eccessivamente. È ragionevole e convenzionale: Il tuo corpo reagisce alla tua nuova alimentazione, ma non si "ribella" più di tanto perché gli alimenti che hai mangiato ti danno sazietà e soddisfazione. Non mollare: Hai già superato un giorno di prova. Il tuo corpo reagisce e inizia a produrre un nuovo tipo di metabolismo. Le due giornate che ti separano dal momento in cui potrai iniziare ad aggiungere calorie alla tua dieta quotidiana saranno passate in fretta.

Inoltre, se non oggi, nei prossimi giorni potresti avere un po' di mal di testa o un po' di intontimento. Non preoccuparti troppo: Come accennato, il metabolismo del tuo corpo sta cambiando, quindi potrebbe essere normale sentirsi un po' intontiti. Gli autori di questa dieta hanno anche sperimentato cose simili nella palestra di Chelsea.

Se si presentano, di solito spariscono in pochi giorni e sono completamente ignorabili.

Nonostante ciò, non esitare a contattare il tuo medico in caso di disturbi significativi: Ciascuno di noi è diverso e non è escluso che l'inizio della dieta possa causare problemi di salute che potrebbero essere stati presenti da tempo, ma che sono stati causati dalla nuova alimentazione. In ogni caso, siamo certi che tutto è andato bene. Quindi, prendi una centrifuga e gli ingredienti sirt e prepara il tuo succo verde per la colazione.

Non c'è dubbio che tu sappia già di essere in una buona compagnia: Molti celebrità e personaggi dello spettacolo hanno sperimentato la dieta Sirt e hanno entusiasticamente comunicato i loro buoni risultati.

Un esempio è la cantante Adele.

2.1 Le esperienze di Adele e Pippa Middleton

In diverse interviste, la cantante britannica ha affermato che ha seguito questa dieta e ha perso trenta chili in un anno. Si è presentata ai suoi fan e ai flash dei fotografi in una forma davvero smagliante in occasione del suo trentaduesimo compleanno.

Adele ha affermato di aver iniziato la dieta non perché non si sentiva bene fisicamente, ma perché era molto sovrappesa, il che le impediva di sfruttare al meglio la sua bellissima voce. Inoltre, ha affermato che non aveva fatto molto per seguire la dieta del gene magro.

La cantante ha detto che seguire questa dieta è stato più facile per lei che seguire qualsiasi altro programma dietetico che avesse provato e che le ha permesso di mangiare tutto ciò che voleva senza rinunciare a nulla. Chiunque l'abbia vista dopo questa sua "trasformazione" è stato in grado di osservare quanto sia luminosa e in forma: Il suo aspetto non è eccessivamente grasso e la sua espressione non è affatto quella di una persona che sta affrontando una vita di rinuncia.

Se Adele ha deciso di seguire la dieta Sirt per cambiare completamente la sua vita, ha perso trenta chili in un anno. C'è anche chi la sceglie per rimettersi in forma e iniziare uno stile di vita sano senza porsi limiti strabilianti. È il caso di Pippa Middleton, la cognata di William d'Inghilterra, che ha scelto questa dieta per raggiungere rapidamente la forma ideale prima di sposarsi e di avere un figlio. Inoltre, sembra che ci abbia funzionato bene!

In conclusione, questo regime alimentare funziona sia se desideri perdere una quantità significativa di chili, sia se hai semplicemente deciso di perdere i piccoli accumuli di grasso che ti hanno afflitto per un po'. Inoltre, funziona se desideri iniziare finalmente uno stile di vita più sano. Ti sarà sicuramente capitato di pensare che i vip abbiano mezzi e opportunità che noi comuni mortali non abbiamo e che non avresti mai saputo come facciano a rimettersi in forma così bene: Non c'è nulla di più falso in questo caso.

Questa è la dieta miracolosa che stai seguendo anche tu, e non ha nulla di miracoloso o magico in realtà: è una dieta basata su studi scientifici che può aiutare le persone a perdere peso acquistando benessere e serenità senza alterare le loro abitudini alimentari.

2.2 La fase iniziale, il primo passo

Se sei al termine del tuo primo passo: Già questo dovrebbe aiutarti a sentirti motivato e calmo. Non devi aspettarti settimane di rinunce: Tra cinque giorni vedrai i primi risultati significativi, se inizi an includere pasti sani nella tua dieta da dopodomani. In effetti, nella prima settimana di questa dieta è possibile perdere fino a 3,5 kg: risultati ottenibili spesso solo attraverso il digiuno, ma anche senza di esso!

Non dimenticare che, fin d'ora, puoi mangiare del cioccolato fondente se lo desideri e se ti motiva. Hai ragione: Il cioccolato non è controindicato dalla dieta. Puoi mangiare fino a 15-20 grammi di cioccolato fondente al giorno. È fondamentale scegliere un cioccolato con una percentuale di cacao superiore all'85%, puro e senza additivi, in particolare se non è trattato con alcali. In effetti, i flavonoidi contenuti nel cacao, che agiscono come attivatori delle sirtuine, vengono ridotti dagli alcali. Il cacao è un potente attivatore di sirtuine, ma non funziona così bene se viene mescolato ad altri ingredienti, additivi o alcali.

I Nostri Supereroi, I Geni Magri!

Affinché Q e i geni della magrezza brillino entrambi

Per ottenere risultati soddisfacenti e duraturi, è fondamentale conoscere ogni dettaglio della nuova dieta e comprendere i processi che si celano dietro l'assunzione di determinate sostanze nutritive. Quando si parla della Dieta Sirt, è impossibile non parlare dei "geni magri" o "geni della magrezza", i supereroi che consentono al corpo di perdere peso e bruciare i grassi con maggiore velocità e costanza. L'azione dei geni magri è collegata all'attività del gruppo proteico delle sirtuine, la cui attivazione induce l'organismo a bruciare i grassi più rapidamente.

Gli nutrizionisti Goggins e Matten, che hanno lavorato in prestigiose cliniche dell'Irlanda e della Gran Bretagna, hanno scoperto che i cibi che contengono sirtuine attivano i geni magri in ogni persona attraverso il loro effetto enzimatico.

Secondo gli studi che sostengono la Dieta Sirt, essere magri o grassi è causato dai geni: In effetti, l'obesità ha una forte predisposizione genetica, secondo molte ricerche dell'Università di Cambridge. Con ciò non si intende escludere completamente la responsabilità di ciascun individuo, poiché è importante sottolineare quanto sia importante l'autocontrollo e le abitudini quotidiane per perdere peso e aumentare di peso. Tuttavia, questo studio consente di portare l'attenzione su un problema che non viene sempre preso in considerazione. Infatti, allo stesso modo in cui è stato chiarito che la genetica è responsabile dell'insorgenza dell'obesità, è stato anche possibile determinare come il patrimonio genetico di una persona può influenzare la sua condizione sana di magrezza.

Sperimentazioni sulla magrezza genetica

Gli studi sul DNA di persone sane e magre hanno scoperto che alcuni geni, noti come "geni della magrezza", impediscono an alcune persone di ingrassare. Di conseguenza, si è ipotizzato che l'identificazione e l'isolamento di questi geni avrebbero portato a nuovi modi per aiutare il processo di dimagrimento anche nei soggetti più difficili.

Le persone con una predisposizione genetica che impedisce loro di perdere peso hanno scoperto la sequenza genetica della magrezza. Ciò conferma l'esistenza dei geni Sirt, che possono aumentare il metabolismo e quindi facilitare il dimagrimento. Grazie a questi studi, la Dieta Sirt è diventata più riconosciuta e accettata come una scelta ragionevole per coloro che non riescono a perdere peso.

Come accennato in precedenza, questa dieta straordinaria promette di migliorare il metabolismo attivando i geni responsabili della magrezza. Questo regime alimentare è accettato dai pazienti perché è scientificamente provato e supportato da numerose ricerche affidabili. La questione dell'ufficialità non deve essere sottovalutata: le diete apparentemente "magiche" spesso non funzionano e a volte sono anche dannose. Invece, una dieta rispettabile deve essere basata su prove scientifiche, funzionare per aiutare le persone che la seguono e, soprattutto, non causare danni fisici o mentali.

La parte mentale della dieta è altrettanto importante: Sempre più persone raccontano di aver iniziato un regime alimentare eccessivamente restrittivo o estremo e di aver avuto problemi comportamentali e un rapporto malsano con il cibo. La Dieta Sirt offre ai pazienti la possibilità di mangiare con gusto e perdere i chiletti in più rispetto a queste diete restrittive e discriminatorie.

Come Funziona La Dieta Sirt?

Benefici della Dieta Sirt: uno studio condotto da Goggins e Matten ha scoperto che i seguaci della dieta hanno perso circa 7 libbre entro la prima settimana di applicazione. Non solo hanno perso peso, ma i partecipanti hanno notato una pelle più chiara, un maggiore livello di energia e attenzione e una migliore qualità del sonno. Tutti questi vantaggi sono dovuti alla Sirtuine. Quando le Sirtuine funzionano correttamente, i processi interni del corpo come la funzione cellulare, la crescita e la rigenerazione funzionano meglio.

Inoltre, i due pensano che i cibi ricchi di Sirtuina siano molto nutrienti e rendano più facile sentirsi sazi. Oltre ad essere ricche di tutti i nutrienti essenziali per il corpo, le sirtuine contenute aiutano a sostenere la funzione muscolare. Di conseguenza, uno degli effettivi vantaggi della dieta Sirt è la perdita di peso. Inoltre, secondo Goggins e Matten, il consumo di alimenti vegetali migliora la salute generale e riduce il rischio di malattie croniche come disturbi cardiovascolari, diabete, Alzheimer e altri disturbi metabolici. Di conseguenza, questa dieta è l'ideale per coloro che desiderano perdere peso e migliorare la loro salute generale.

La maggior parte dei Sirt è ricca di antinfiammatori, micronutrienti e antiossidanti. La combinazione di queste proprietà benefiche degli alimenti Sirt promuove una riduzione dell'infiammazione. L'organismo risponde naturalmente alla presenza di agenti patogeni attraverso l'infiammazione. È necessario anche curare il corpo. Quando l'infiammazione non può essere controllata, inizia il problema. Inoltre, l'infiammazione può fungere da indicatore di problemi di salute persistenti e condizioni degenerative come l'artrite e l'Alzheimer. Ci sono cibi ricchi di sostanze antinfiammatorie che combattono lo stress ossidativo che causa l'infiammazione. L'immunità naturale del tuo corpo aumenta quando il sistema immunitario funziona al meglio.

La funzione delle Sirtuine viene ottimizzata in questa dieta. Gli alimenti che contengono molta Sirtuina sono poveri di calorie e ricchi di nutrienti complessi. L'assunzione di "Sirt-food" riduce naturalmente le calorie. La capacità del tuo corpo di bruciare i grassi immagazzinati aumenta quando il tuo apporto calorico diminuisce e il tuo metabolismo generale aumenta. Quindi, la dieta Sirt aiuta a perdere grasso e peso. È utile per raggiungere questi obiettivi senza perdere massa muscolare. Invece, Goggins e Matten hanno notato che alcuni partecipanti avevano aumentato la massa muscolare durante le prime fasi di questa dieta.

Quando questa dieta viene mantenuta nel lungo termine, potrebbe anche aiutare an invertire eventuali sindromi metaboliche, secondo Goggins e Matten. Fornisce una base solida per aumentare la resistenza interna ai disturbi e ai problemi di salute. I nutrienti bruciagrassi degli alimenti Sirt aiutano a crescere, mantenere e riparare i muscoli.

In che modo la dieta Sirt differisce da quella convenzionale?

La maggior parte delle diete tradizionali si concentra su un gruppo di alimenti eliminando o diminuendo il consumo di altri. Ad esempio, la dieta chetogenica riduce o elimina i carboidrati e aumenta l'assunzione di cibi naturali con alto contenuto di grassi. Esistono altri protocolli a basso contenuto di grassi e ad alto contenuto di carboidrati. La Dieta Sirt, a differenza di altre diete, non elimina alcun gruppo alimentare specifico. Non è altro che aumentare l'assunzione di cibi ricchi di Sirtuine, un gruppo di proteine naturale. L'obiettivo principale di questa dieta è aumentare il consumo di alimenti sirt. Il tuo metabolismo generale migliora attivando le Sirtuine; Quindi, questo cambiamento interno è responsabile della maggior parte dei vantaggi di questa dieta.

La Dieta Sirt non richiede un digiuno giornaliero, a differenza di diete convenzionali come il digiuno intermittente. Si divide invece in due fasi che durano in totale circa un mese. Sta a te decidere se ripetere queste due fasi o passare alla fase di mantenimento dopo averle completate. La dieta deve essere adattata ai tuoi obiettivi di perdita di peso. La fase iniziale della Dieta Sirt richiede una restrizione calorica.

È corretto seguire questa dieta?

La dieta Sirt funziona bene per tutti gli adulti in buona salute. È sempre consigliabile consultare il proprio medico prima di apportare modifiche alla dieta se avete qualche patologia o condizione di salute. Particolarmente per coloro che soffrono di malattie come diabete e disturbi cardiovascolari, questo è consigliato. È importante notare che la Dieta Sirt potrebbe essere un po' più difficile per le persone che conducono una vita molto attiva. Non è adatto a persone sottopeso. Questa dieta non è per te se il tuo indice di massa corporea (BMI) è inferiore an 18,5. La Dieta Sirt aumenta il rischio di osteoporosi nei pazienti sottopeso. Puoi seguire questa dieta in modo sicuro se il tuo BMI è compreso tra 20 e 25. I bambini non dovrebbero seguire questa dieta. Tuttavia, aumentare leggermente l'assunzione di cibi ricchi di Sirtuine è comunque una buona idea per i bambini.

Questo regime dietetico è estremamente vantaggioso se si segue scrupolosamente tutte le linee guida, si evitano gli errori comuni descritti nei capitoli successivi e si prende cura della propria salute. È piaciuto quello che hai imparato finora? Scrivi una recensione e informami delle tue opinioni. Inoltre, sarà estremamente vantaggioso per altri lettori.

Errori Tipici

Sebbene la dieta chetogenica sia uno dei metodi per perdere peso più popolari, molte persone commettono facilmente gli errori perché sono ingenue o inesperte.

• Credere che sia possibile seguire una dieta chetogenica senza l'assistenza di un nutrizionista o dietologo è il primo errore comune. Questo è l'errore più grave che potresti commettere perché farlo da solo non è accettabile. Dovresti rivolgersi an un professionista che sarà in grado di consigliarvi i pasti appropriati per il tuo corpo calcolando con precisione la quantità e le calorie di ciascun alimento.

• Il primo errore è non seguire una dieta da sola ma farsi seguire da un professionista; il secondo errore è non fare visite di controllo regolarmente.Solo in questo modo possiamo determinare se stiamo godendo degli effetti della dieta chetogenica o se stiamo commettendo errori o se non assumiamo le giuste quantità di cibo.

- Sbagliare a bere abbastanza è molto comune. Per mantenersi idratati mentre si segue una dieta chetogenica, è fondamentale bere almeno due litri d'acqua al giorno per mantenersi idratati. Ciò è dovuto al calo dei carboidrati nel corpo.

- È un errore comune abbandonare la dieta dopo pochi giorni; anche se si mangia molto, il corpo deve inizialmente adattarsi alla nuova dieta, ma si può sentire stanco prima di abituarsi.

- Preoccuparsi dell'eccessivo consumo di grassi causato dalla dieta chetogenica è fondamentale per seguire e vivere al meglio la dieta.

Il consumo eccessivo di grassi può farci credere di aumentare il colesterolo, aumentare il rischio di problemi cardiaci e ingrassare ancora di più. Tuttavia, l'insulina, che è l'ormone principale che fa ingrassare il corpo, viene prodotta dai carboidrati ingeriti, e la maggior parte dei grassi che consumiamo sono grassi buoni. Il consumo di alimenti ricchi di acidi grassi come gli Omega3 dovrebbe essere prioritario. Tuttavia, la dieta può consentire l'assunzione di grassi saturi da prodotti a base di latte intero e carne grassa.

• L'assunzione di grassi in eccesso è un altro degli errori più comuni. Abbiamo detto che la dieta chetogenica si basa sulla riduzione dei carboidrati e sul consumo di grassi buoni, come l'Omega3 trovato nel salmone e nell'avocado, piuttosto che gli oli vegetali e i grassi trans, ovvero quelli che vengono sottoposti ad idrogenazione per assumere le caratteristiche dei grassi buoni, come l'olio di colza e la margarina.

Uno degli sbagli più comuni è non leggere le etichette per verificare gli ingredienti; tuttavia, è fondamentale conoscere gli ingredienti dei cibi che acquistiamo per assicurarsi che non contengano zuccheri o carboidrati nascosti.

• Non integrare abbastanza minerali: ridurre il consumo di alcuni alimenti potrebbe causare una carenza di sali minerali. Per questo motivo, dovresti mangiare più cibi che contengono sodio, potassio e magnesio, come l'avocado, ma se questo non è sufficiente, puoi prendere integratori.

• L'assunzione eccessiva di proteine può causare un aumento del glucosio nell'organismo, poiché le proteine vengono trasformate in glucosio, aumentando i livelli di zucchero nel sangue e portando all'uscita dallo stato di chetosi.

• Quando si inizia a seguire una dieta, è normale parlare e condividere le proprie esperienze e i risultati con altre persone confrontandosi con loro. Un altro errore che dovresti evitare: La dieta è un regime alimentare individuale, adattato al proprio organismo, quindi alcuni individui avranno risultati diversi e non raggiungeranno i stessi risultati negli stessi tempi.

È fondamentale dormire abbastanza per non sentirsi esausto durante la giornata dopo aver dormito poco. Le carenze di sonno possono influenzare i risultati della dieta e impedire la perdita di peso. In effetti, la stanchezza causata dalla perdita di sonno può indurre a mangiare cibi errati per ristabilire l'energia.

Anche se la dieta chetogenica è semplice da seguire, se non si presta attenzione, è facile commettere errori piccoli e vanificare tutti i risultati ottenuti.

È sempre consigliabile prestare attenzione ai cibi che consumano, tenere d'occhio la quantità di calorie che consumano e utilizzare l'assistenza di un dietologo per pianificare i propri pasti.

Come Iniziare Un Regime Dietetico

La dieta chetogenica preferisce cibi ricchi di proteine e grassi animali e elimina gli zuccheri e i carboidrati dalla sua dieta.

Sportisti come i bodybuilder seguono questa dieta, famosa per la sua velocità nel perdere peso perché consente solo la perdita di massa grassa mentre promuove lo sviluppo di massa muscolare attraverso l'assunzione di proteine.

La dieta chetogenica, che si basa principalmente su proteine e riduce il consumo di carboidrati, promuove la perdita di peso già nelle prime settimane. Tuttavia, per seguire questo regime alimentare, sarà necessario rivedere tutte le abitudini alimentari che abbiamo finora seguito, e questo sarà un compito difficile.

Quando si segue una dieta keto, è possibile perdere fino a dieci chili in un mese o solo pochi chili. Tuttavia, è importante considerare i motivi per cui questa perdita di peso è così significativa o così piccola.

Questo dipende dall'organismo e da come reagisce a tutti questi cambiamenti alimentari. Se l'organismo riesce ad adattarsi, si può perdere molti chili in poco tempo, ma se non riesce, il dimagrimento sarà difficile.

L'organismo non sempre riesce a raggiungere uno stato di chetosi perché è difficile da gestire e richiede tempo.

Il mancato raggiungimento della chetosi può essere causato da:

● consuma molta cibo;

● consuma poca cibo;

● Consumiamo una quantità eccessiva di proteine dai nostri cibi;

● Un consumo eccessivo di carboidrati su base giornaliera;

● Possedere allergie o intolleranze alimentari ai seguenti alimenti: latticini,

uova, arachidi, noci, grano, soia, pesce e
crostacei;

● Resistenza all'ormone leptina, che
controlla la fame

Un ormone noto come leptina fornisce
alla persona una sensazione di sazietà
inviando un segnale al cervello che il
corpo non ha più bisogno di cibo.

Se non riesce an svolgere il suo lavoro
correttamente, la leptina, l'ormone che
regola l'assunzione eccessiva di pasti,
impedisce al cervello di sentirsi affamato
anche se mangia molto.

La principale causa del mal
funzionamento di questo ormone è la
mancanza di sonno.

Per iniziare la dieta keto senza diventare
confusi e apprensione, possiamo seguire
alcuni passaggi semplici che ci
aiuteranno an entrare in questo regime
nutrizionale senza cambiare
completamente le nostre abitudini
alimentari:

● Rimuovere completamente tutti i
carboidrati, gli zuccheri e gli alimenti

correlati dalla dispensa, come succhi di frutta, yogurt, salse e condimenti per insalate, legumi e dolcificanti naturali come il miele. Per evitare il desiderio di trasgredire, è utile leggere le etichette degli alimenti che dobbiamo togliere dalla nostra dispensa.

È ora il momento di svuotare il frigorifero da tutti i latticini pastorizzati e processati, i formaggi con caseina e lattosio e i latticini light come yogurt e mozzarelle. Preferisci i latticini interi e crudi a quelli light.

• Dovresti pagare dopo aver svuotato la dispensa dei cibi proibiti dalla dieta keto. Un buon metodo è scrivere un menù settimanale e compilare una lista della spesa con tutti gli ingredienti del menù. In questo modo, compreremo solo ciò che ci serve. È un buon modo per evitare di cadere nella monotonia di mangiare sempre le stesse cose.

• Acquistare uova, verdure, frutta e pesce biologici, pesce fresco pescato e non di allevamento, carne e pesce grasso. È meglio sostituire gli zuccheri con grassi come olio di cocco, olio extravergine d'oliva e burro, evitando gli oli vegetali. Ciò ti farà sentire più sazi e appagati. In caso di fame, assicurati di avere frutta secca nel carrello.

• Preparare i pasti della settimana precedente in modo che possano essere pronti dal lunedì alla domenica. Se dopo il lavoro non si ha tempo per cucinare, scegliere un giorno della settimana libero e dedicarlo alla preparazione dei pasti dei giorni successivi potrebbe essere un modo per non sentirsi stressati o demoralizzati.

• Una buona strategia è preparare i pasti prima e metterli in contenitori ermetici con etichette appropriate che indichino gli ingredienti e il giorno in cui devono essere consumati. Inoltre, è possibile congelarli. Per proteggere le proteine dei cibi, è meglio cuocere i cibi lentamente a basse temperature piuttosto che friggerli, affumicare o grigliarli.

• Non saltare mai i pasti, non contare le calorie e mangiare tutto ciò che la dieta prevede, anche se a volte può sembrare che questi grassi siano dannosi e pericolosi. Tuttavia, sono grassi sani e basta abituarsi a loro e tutto sarà più facile dopo aver ottenuto i primi risultati.

La chetosi consente all'organismo di sfruttare il grasso accumulato nel corpo per generare energia; il grasso bruciato produce quasi il doppio dell'energia degli zuccheri. Questo rende l'allenamento regolare più semplice e meno impegnativo.

Il soggetto chetoso si sentirà più vitale e dinamico e avrà più energia per svolgere il suo allenamento in palestra.

● Utilizzare gli integratori per riempire le carenze di vitamine e sali minerali come sodio, potassio e magnesio che si verificano quando il consumo di alcuni cibi diminuisce.

● Salta gli spuntini per dare al tuo corpo il tempo di bruciare i grassi che hai mangiato. Se riuscite a resistere, evitate gli spuntini e aspettate dalle tre alle cinque ore tra un pasto all'altro. Ciò aiuterà il tuo corpo a perdere più facilmente peso e a smaltire i grassi.

È sempre consigliabile consultare un nutrizionista prima di iniziare qualsiasi programma di dieta. Questo perché l'esami del vostro sangue, le vostre condizioni mediche e il vostro fabbisogno calorico saranno tutti presi in considerazione. Lo specialista vi guiderà attraverso questo programma alimentare e modificherà la dieta in base alle esigenze del vostro corpo. Fornirà una lista delle spese.

La gestione delle spese quando si segue una dieta keto può sembrare difficile e spesso confusa.

L'acquisto di alimenti biologici è la scelta migliore, ma sono molto più costosi.

Anche se il nostro budget è limitato, possiamo seguire delle semplici regole per acquistare alimenti di alta qualità.

Per comprendere al meglio gli abbinamenti e le quantità degli alimenti, sarebbe ideale preparare i pasti a casa.

Ciò ci consentirebbe di esprimere la nostra creatività culinaria.

La prima cosa da fare è fare una lista delle spese per evitare di dimenticare di mangiare alcuni alimenti o di acquistare cose che non sono necessarie.

Per essere sicuri di avere sempre la giusta scorta di alimenti in frigo, è utile fare una lista della spesa ogni sera, soprattutto se si acquista online.

Per evitare di consumare carboidrati o zuccheri nascosti, leggete attentamente le etichette del supermercato. La conoscenza della tracciabilità sarebbe vantaggiosa perché l'acquisto di prodotti italiani è sempre consigliato.

Al primo sembrerà noioso e noioso, ma una volta imparato quali alimenti sono adatti alla nostra dieta keto, la spesa sarà divertente e piacevole.

Cerca di acquistare carne italiana quando acquisti carne. Leggete sempre le etichette dei preparati per vedere se sono stati aggiunti ingredienti; questo può essere vero per le salsicce lavorate o gli hamburger di pollo o di bovino.

Il pesce dovrebbe essere acquistato fresco, come merluzzo, polipo, crostacei, orata, salmone o branzino, ma anche il pesce surgelato è buono.

Il pesce in scatola sott'olio, come lo sgombro o il tonno, è anche disponibile per l'acquisto. Le etichette devono sempre essere lette per vedere gli ingredienti e le calorie.

Per quanto riguarda i latticini, abbiamo una vasta gamma di opzioni: possiamo acquistare latte, panna, brie, mozzarella, grana padano, feta, mascarpone e molti altri formaggi per preparare dolci keto.

Per evitare di consumare prodotti di serra trattati con pesticidi e conservanti, è meglio comprare verdure, frutta e ortaggi a chilometro zero e sempre di stagione.

Anche il supermercato offre un'ampia varietà di ortaggi e verdure di alta qualità; possiamo acquistare tutto ciò che è a foglia verde, come funghi, spinaci, broccoli e insalata.

È importante leggere le etichette delle passate di pomodoro perché possono contenere zuccheri.

Se non c'è molta frutta in un determinato periodo dell'anno, è meglio scegliere un prodotto a basso contenuto di zuccheri. Ad esempio, possiamo acquistare avocado e limoni, ma anche frutti di bosco surgelati sono buoni.

Possiamo acquistare uova di galline allevate a terra senza antibiotici.

Possiamo acquistare noci, semi, mandorle e cioccolato fondente amaro per un fuori pasto.

Per quanto riguarda le bevande, possiamo usare qualsiasi tipo di tisana, caffè o acqua senza dimenticare che le spezie, le cipolle e l'aglio sono fondamentali per aggiungere sapore alle nostre pietanze.

In linea di massima, questi alimenti dovrebbero sempre essere inclusi nella lista delle spese.

Inoltre, possiamo aggiungere burro, pistacchi, olio di cocco e qualsiasi altro alimento che desideriamo. In questo modo possiamo imparare ad acquistare, conoscere e scegliere gli alimenti giusti per seguire la dieta chetogenica e imparare a preparare ricette nuove e diverse sempre sotto la supervisione di uno specialista.

Come Comportarci Durante Il Pasto Fuori

Come accennato, la chetosi è il risultato del digiuno, o della dieta chetogenica, dell'eliminazione dei carboidrati e degli zuccheri dall'alimentazione, il che spinge l'organismo a bruciare i suoi grassi per produrre energia.

Lo stato di chetosi si verifica dopo 2-3 giorni an un massimo di 2 settimane, è lento e richiede una dieta ricca di grassi e proteine. Non puoi uscire dallo stato solo mangiando caramelle o cracker.

Di conseguenza, la domanda sorge spontanea: Cosa devo fare se vado a mangiare fuori?

Tutti partecipano a feste, eventi, compleanni, cene a casa di amici, cene di lavoro o semplicemente hanno voglia di mangiare qualcosa di gusto a volte.

Tuttavia, seguire una dieta chetogenica non significa che devi rinunciare alla tua vita sociale.

Per coloro che seguono una dieta keto, concedersi un po' di libertà e concedersi un po' di libertà equivale a uscire dallo stato di chetosi e tornare allo stato normale ristabilendo i livelli di glucosio nel sangue. Ci sono opzioni per evitare di consumare carboidrati.

Un modo per evitare di consumare alimenti proibiti dalla dieta chetogenica è cucinare a casa e presentare la cena an un evento speciale o a casa di amici.

Oppure possiamo cenare prima a casa per essere sazi e non cadere in tentazione.

È importante evitare di essere scoraggiati o convinti da amici e parenti che non sono consapevoli del fatto che anche un piccolo morso può vanificare settimane di sforzi per mantenere una dieta sana. Pertanto, se si partecipa an una cena con amici o parenti, si può cercare di mangiare insalate e frutta secca, e se il menù include proteine come carne o pesce, si può chiedere di cucinarli in padella.

La fortuna è che molti locali sono attrezzati e possono preparare piatti keto. Puoi ordinare una bistecca, carne ai ferri o pesce; tuttavia, devi prestare attenzione an alcune piccole precauzioni, come evitare condimenti e salse con amidi o zuccheri aggiunti, come il ketchup; non utilizzare la farina o il pan grattato per impanare la carne; e sostituire il contorno di patate con verdure grigliate.

È possibile ordinare tagli di formaggi e affettati chiedendo e scegliendo i formaggi e i salumi disponibili nel locale.

Tutti i locali offrono insalate miste, che spesso includono uova, tonno, gamberi, salumi o pollo. Basta leggere attentamente il menù ed evitare mais, olive e crostini. In ogni caso, possiamo ordinare una bella insalata personalizzandola chiedendo di aggiungere gli ingredienti che preferiamo.

Evitare le salse e il pane dell'hamburger nei fast food o se si è invitati an un barbecue a casa di amici e mangiare solo carne.

Si può anche andare an un ristorante cinese e ordinare zuppe, pesce, uova e piatti saltati in padella e salati, ma attenzione a non mangiare carboidrati e zuccheri.

Selezionare un alloggio che ti consenta di cucinare in autonomia senza dipendere dalla cucina esterna rende le vacanze meno difficili. Si può cucinare come a casa se non si vuole preparare i pasti in anticipo per una gita.

Per coloro che seguono una dieta keto, mangiare fuori con gli amici non è così difficile come sembra; è solo necessario evitare le pizzerie o le paninerie che non offrono opzioni alternative, e persino i fast food che offrono hamburger possono offrire insalate preparate su misura.

Le Basi Nutrizionali

La dieta Sirt si basa sul consumo di proteine, o "gene magro", che riducono la fame e promuovono il rapido dimagrimento.

Per simulare il digiuno, il consumo di alimenti Sirt combinato con una riduzione di altri cibi non Sirt provoca l'attivazione delle sirtuine, che costringono l'organismo a bruciare i grassi corporei per ottenere l'energia necessaria per svolgere tutte le funzioni vitali.

A differenza delle altre diete, la dieta Sirt si concentra sull'aggiunta e non sull'eliminazione dei cibi dalla dieta quotidiana.

I cibi Sirt sono semplici alimenti che possiamo trovare ovunque, come il cavolo riccio, che è uno degli alimenti Sirt più importanti; altri includono fragole, vino rosso, cioccolato fondente, carne, pesce e olio extravergine di oliva, tutti alimenti che aiutano l'organismo a produrre più sirtuine.

Il consumo libero di alimenti Sirt consente di mantenere un regime alimentare più sano senza soffrire la fame tipica delle diete tradizionali.

Il programma alimentare Sirt è suddiviso in due fasi. La prima si concentra sul dimagrimento, mentre la seconda si concentra sul mantenimento del peso perso. Il consumo di pasti preparati con alimenti Sirt e succhi verdi è alla base di tutte e due le fasi.

I succhi verdi, che sono centrifugati di verdure, frutta e tè verde matcha, sono fondamentali per una dieta sana. La ricetta completa è nel ricettario. Questi succhi ci consentono di consumare molti cibi Sirt contemporaneamente.

Il consumo di succhi verdi dovrebbe essere effettuato tre volte al giorno in periodi regolari e un'ora prima o due ore dopo i pasti.

Come iniziare un regime dietetico

La dieta Sirt si basa sull'attivazione delle sirtuine, il che significa mangiare cibi Sirt insieme an una dieta normale, riducendo il consumo di zuccheri e carboidrati e preferendo alimenti sani.

La dieta Sirt è uno dei regimi dietetici più popolari del momento e molti celebrità l'hanno seguita per perdere molti chili in eccesso.

È una dieta ipocalorica che promuove il consumo di cibi Sirt sani ed equilibrati, come verdure, ortaggi e legumi. un regime dietetico che consente la perdita di peso fin dai primi giorni.

Le persone che seguono la dieta Sirt dovrebbero perdere fino a 3,5 chili nella prima settimana. Tuttavia, dobbiamo considerare molte cose, in particolare la reazione dell'organismo al cambiamento improvviso dell'apporto calorico, quindi potrebbero essere solo pochi chili.

Per iniziare la dieta Sirt, non sarà necessario fare molti sacrifici, anche se i primi tre giorni saranno i più difficili.

Dopo i primi tre giorni, seguire la cura dimagrante Sirt rispettando alcune regole semplici e cambiando il modo in cui mangiamo ogni giorno:

Per cominciare, dovrò svuotare il frigorifero e la dispensa di tutti gli alimenti che possono mettermi in tentazione, come bevande gassate e merendine.

Dopo aver svuotato il frigorifero e eliminato tutti i cibi proibiti dalla dieta Sirt, si passa a fare la spesa. Un buon consiglio è quello di creare un menù settimanale per evitare di comprare troppi alimenti che potrebbero andare a male, come verdure e ortaggi. Per evitare sprechi, compreremo solo ciò che ci serve dopo aver completato il processo.

Acquistare cibi freschi e biologici quando è possibile per massimizzare i valori nutrizionali degli alimenti.

Una buona idea è preparare i piatti del menù settimanale in anticipo per coloro che lavorano o non hanno abbastanza tempo per preparare le ricette della dieta Sirt ogni giorno. Se si vuole congelare le porzioni, si potrebbe scegliere un giorno libero della settimana per prepararle e mettere le porzioni nei contenitori ermetici. Le etichette devono contenere gli ingredienti utilizzati e il giorno in cui devono essere consumati.

Non saltare mai i pasti e mangiare quanto vuoi di cibi Sirt e non Sirt.

Se desideri iniziare la dieta Sirt, questi sono alcuni consigli utili. Il consiglio più importante, prima di iniziare la dieta, è di rivolgersi an uno specialista. Lo specialista valuterà la tua salute con esami del sangue e visite specialistiche e vi consiglierà quali cibi siano più adatti alle vostre esigenze.

Cosa Dovresti Mangiare Durante La Dieta Sirt

Oltre al vino rosso e al cioccolato, quali altri alimenti sono inclusi in questa dieta?

Molte cose, naturalmente! La dieta Sirt include una vasta gamma di cibi fantastici e gustosi che puoi mangiare in qualsiasi momento e che sono anche buoni per la tua salute, il che la rende efficace per la perdita di peso.

Di seguito sono elencati gli alimenti che fanno parte della dieta Sirt, nonché le cose che puoi e non puoi mangiare mentre segui questa dieta. Sono anche spiegati perché questi alimenti sono considerati i migliori per questa dieta.

È vero che gli alimenti Sirt sono considerati "supercibi"?

Il termine "supercibi" è stato probabilmente incluso nei libri sulle diete pubblicati negli ultimi due anni. Questi alimenti sono ricchi di nutrienti e contengono composti vegetali sani. Sebbene alcuni li considerino supercibi, i cibi della dieta Sirt sono inclusi per i loro vantaggi per la salute prima di ogni altro motivo.

Ad esempio, il consumo di cioccolato fondente può ridurre il rischio di malattie cardiache e infiammazioni.

Questa dieta include anche il tè verde, che può ridurre la pressione sanguigna e il rischio di diabete e ictus. Un altro ingrediente, la polvere di curcuma, aiuta il tuo corpo in generale con le sue proprietà antinfiammatorie.

Sebbene gli studi iniziali siano in corso, molti di questi alimenti offrono una serie di vantaggi salutari. Gli studi sugli animali hanno portato a risultati eccellenti, ma c'è ancora molto da scoprire su come questo potrebbe influenzare gli esseri umani. Molti ricercatori hanno scoperto che certi livelli di Sirtuine hanno aiutato i vermi, i lieviti e i topi a vivere più a lungo. Quindi, è sicuramente utile includere questi livelli nella dieta Sirt.

Le proteine delle Sirtuine aiutano il corpo a bruciare più grasso ed energia quando digiuni o riduci le calorie. Migliorano anche la stabilità dei livelli di insulina e uno studio ha dimostrato che ciò porta alla perdita di grasso.

Inoltre, le sirtuine possono aiutare a combattere le infiammazioni rallentandole e diminuendole. Alcuni hanno anche detto che queste proteine impediscono o rallentano i tumori, come nelle malattie cardiache e dell'Alzheimer.

Anche se questi studi hanno tutti portato a risultati positivi, non sono stati ancora condotti studi sull'opportunità o meno di modificare i livelli di Sirtuine negli esseri umani, quindi non è ancora del tutto sicuro se queste proteine riducano effettivamente il rischio di cancro negli esseri umani. Tuttavia, una ricerca sta cercando di determinare se aumentare i livelli di Sirtuine può causare un cambiamento in questo senso.

Anche se al momento non possiamo affermare che i cibi contenenti Sirtuine siano considerati superalimenti, questi alimenti sono sicuramente utili per la salute delle persone e migliorano il loro benessere generale.

Cosa puoi mangiare?

Come accennato, la dieta Sirt consente l'assunzione di vino rosso e cioccolato fondente, tra un'ampia gamma di cibi.

Questo ovviamente dipende dal fatto che contengono le Sirtuine, che questa dieta deve attivare.

Il motivo per cui molte persone apprezzano questa dieta è perché ti consente di consumare cibi considerati piccoli spuntini o prelibatezze ma al contempo sani.

La dieta Sirt si basa sull'aggiungere quanti più di questi alimenti ai pasti quotidiani, quindi dovresti considerare di includerli anche nei tuoi pasti. Le persone le apprezzano perché non solo ti aiutano a perdere peso, ma ti fanno sentire meglio e avere un aspetto migliore.

Cosa puoi mangiare quindi? Ecco un elenco, insieme ad alcune piccole e interessanti informazioni:

- Mele: Se vuoi seguire un regime dietetico, questi frutti sono ricchi di fibre.

- Agrumi: arance, pompelmi, limoni e lime - Vino rosso: di solito bevo circa un bicchiere al giorno

La cipolla rossa, il peperoncino thai, il levisco e il grano saraceno sono buone alternative ai cereali normali.

- Noci, in particolare noci non salate - Cioccolato fondente, preferibilmente fondente all'80% - Datteri Medjool, un altro cibo nutriente e buono -

Prezzemolo, un condimento che è buono per molti piatti ma anche da mangiare da solo - Capperi - Mirtilli: Il tè verde è tra i migliori antiossidanti naturali e ha molti vantaggi per la salute: Sia come tè che come estratto o anche in polvere, i prodotti a base di soia conosciuti come matcha sono costituiti da fragole: Il curcuma è un altro frutto importante per i suoi numerosi vantaggi: Olio d'oliva è una polvere con molte proprietà antinfiammatorie: Il miglior olio da cucina, anche perché è un grasso salutare per cipolla rossa, rucola e cavolo: Questa verdura potrebbe non piacerti all'inizio e ti prenderà un po' di tempo per abituarti al suo sapore, ma è ottima e puoi mangiarla in molti modi diversi. È sicuramente una verdura che vale la pena provare.

La caffeina è un altro "cibo Sirt" che ti piacerà sicuramente. È vantaggioso perché molti prodotti contenenti caffeina sono buoni per la salute. Non stiamo discutendo di bevande energetiche o simili, ma di caffè che non ha panna e zucchero.

Potresti identificare i cibi che stai già consumando tra tutti questi, e questo accade spesso. Tuttavia, questo è il punto. Sono popolari e apprezzati perché sono alla base dell'alimentazione in alcuni dei paesi più sani. Sono molto utili per la salute e ben presto sarai in grado di modificare la tua dieta per massimizzare i loro benefici.

Potresti provare a seguire questa dieta se ti stai chiedendo se è appropriata per te o meno. Invece di sostituire completamente tutti i cibi sani che già consumano con questi, molte persone preferiscono aggiungerli alla loro dieta. Sono molto utili per l'assunzione di sali minerali e vitamine.

Completare un gruppo di alimenti può essere pericoloso. Come affermato nel capitolo 4, la ricerca scientifica sul gene della magrezza non è pienamente supportata. Nonostante ciò, questa dieta è estremamente restrittiva per molte persone che non hanno un apporto calorico sufficiente. Di conseguenza, è difficile mantenerla sulla lunga durata. È stato dimostrato che, rispetto a qualsiasi altra dieta basata sul controllo delle calorie, non è più efficace per perdere peso.

La cosa più importante è fare almeno un tentativo. Tuttavia, prendi in considerazione semplicemente di aumentare la quantità di cibo che mangi ogni giorno invece di eliminare ciò che già mangi. Ad esempio, perché non provare a mangiare più frutta e verdura invece di comprare spuntini malsani?

Se stai lottando per perdere peso, questa dieta potrebbe essere adatta a te, anche se potrebbe non essere la dieta ideale per te. È in grado di fornire un percorso molto più efficiente verso il successo finale.

Per tornare alla metafora di prima, la lista mostra che il "dipartimento" dei cibi proteici non offre molto da mangiare. Non sarà utile mangiare solo questi alimenti, quindi ti consigliamo di includerli nel tuo piano alimentare giornaliero.

Il Nemico Dolce: Lo Zucchero

Nel fantastico mondo del web, scoprirei la verità e il contrario di essa.

La mia attenzione è stata interamente catturata da un articolo.

Riporto fedelmente la prima parte della scrittura: "New York – Negli anni 60', l'industria dello zucchero ha pagato decine di scienziati per ridurre il rapporto tra consumo di zucchero e problemi cardiaci, spostando così l'attenzione sui grassi saturi" (Repubblica.it 2016).

Nel 1967 furono pagati 50.000 dollari a tre scienziati per rivelare questa enorme menzogna.

Nel corso di oltre cinquant'anni di indagini, è stata scoperta una verità completamente nuova: Riducendo l'assunzione di grassi, le morti per malattie cardiovascolari e i casi di diabete e cancro sono aumentati.

Penso a tutte le volte in cui, nonostante il mio desiderio di seguire una dieta e perdere peso, mi sono rifugiato in yogurt orribili che avevano solo lo zero grassi ma avevano anche il trenta per cento di zuccheri aggiunti.

Fate attenzione all'ignoranza. Tuttavia, questa volta non ero responsabile.

Ecco il modo in cui siamo stati truffati. Hanno eliminato il "grasso" e successivamente hanno aggiunto lo zucchero.

Sembra che non sia solo il grasso a produrre grasso. Anzi.

Rapidamente entra lo zucchero raffinato nel nostro flusso sanguigno e il nostro corpo lo immagazzina come grasso durante le carenze. Occasioni in cui potremmo essere affamati. Ma questo era nella preistoria. Oggi siamo pieni di cibo e, guarda un po', i cibi con zucchero costano sempre meno! È una vera fortuna, vero?

Una ricerca scientifica rappresentativa condotta da Crea-Inran in Italia ha dimostrato che il consumo di zucchero al giorno (in media) per gli adulti era di 82,5 grammi e per i bambini di 96,8 grammi. Secondo l'Organizzazione Mondiale della Sanità (OMS), la quantità appropriata di zucchero da consumare ogni giorno è di 25 grammi.

Un cucchiaio colmo da zuppa o cinque piccoli da caffè Siamo molto oltre questo limite!

Tu probabilmente ti complimenterai per la tua affermazione che non hai mangiato tutta questa terribile quantità di dolce ogni giorno. Tuttavia, ti svelo un segreto: Lo zucchero è in ogni luogo.

Il suo contenuto può essere trovato nel miele, nelle fette biscottate, nella pasta, nel riso, nelle marmellate e nelle creme spalmabili, nei succhi, nelle verdure, nella frutta e nelle bevande zuccherate. Lo zucchero è ovunque, quindi non devi più pensare a cosa mangi e consumi durante la giornata.

Per legge, i valori nutrizionali devono essere visualizzati su ogni alimento confezionato. La voce dei carboidrati ti svelerà sorprese grandi e sgradite. Fai due conti con i tuoi occhi e con carta e penna.

Iniziamo a riconoscere la nostra responsabilità!

La domanda: Perché la maggior parte dei cibi ha zuccheri aggiunti?

In quanto conservante, lo zucchero rende i cibi confezionati più duraturi; inoltre causa una dipendenza dannosa, simile a quella delle droghe come la cocaina e l'eroina. Non sono un medico ma una donna che si informa, quindi non lo dico io ma sempre la scienza.

La dopamina invia un segnale ai recettori del piacere del cervello quando mangiamo zucchero. La dopamina aumenta la gioia. La felicità finisce e desideri più zucchero. Un ciclo negativo Scopri perché un'azienda deve produrre cibi con zuccheri aggiunti. per assumerti come dipendente!

La seguente citazione è molto nota per spiegare il concetto di ciò che potrebbe succedere a noi stessi e al nostro corpo quando decidiamo come nutrirci: Siamo quello che mangiamo.

Per quanto tempo hai sentito questa frase?

Penso che sia utile comprendere cosa accade davvero quando mangiamo e perché è così importante.

Se letto alla lettera, potresti pensare che quando mangi un cornetto ti trasformerai in un "cornetto" o in un "secco sedano". Anche se il meccanismo non è esattamente questo, siamo sulla strada giusta! Siamo quello che mangiamo; Il corpo metabolizza i nutrienti di ogni cibo che consumiamo e reagisce di conseguenza.

Guarda mai il tuo cibo pensando a come influirà sul tuo corpo o sei più interessato a soddisfare le tue papille gustative?

Cosa succede davvero dopo la deglutizione?

Prima di tutto, il cibo viaggia per un lungo periodo di tempo, anche fino an un giorno, e ha un impatto mentre lo fa.

Ciò che sappiamo di questo viaggio e dei suoi partecipanti è il seguente:

I aminoacidi sono gli elementi che si occupano della crescita e del mantenimento delle nostre cellule e tessuti, che sono conosciuti come proteine.

Carboidrati: Sono costituiti da un elemento chiamato glucosio, che aiuta a gestire lo stress e fornisce energia immediatamente ai muscoli e al cervello. Pertanto, il nostro corpo può utilizzare i carboidrati subito se ne ha bisogno, oppure può convertirli in glicogeno per conservarli quando ne ha bisogno.

Grassi: si scompongono in acidi grassi, hanno il compito di regolare il calore, alleviare le infiammazioni, trasportare le vitamine e sostenere le membrane cellulari.

Quando guardiamo l'affermazione "siamo ciò che mangiamo", capiamo che tutte queste informazioni sono essenziali per mantenere il nostro corpo in salute e in buona salute. Ad esempio, il nostro corpo imparerà molto bene da un pasto a base di pollo, fagioli, patate dolci, verdure e avocado; tuttavia, se consumiamo spesso fritture, carboidrati raffinati, caramelle e dolciumi industriali, o più in generale "cibo spazzatura", il nostro corpo imparerà male. La parola "spazzatura" si riferisce a qualcosa di extra e inutile, e molti dei tuoi cibi preferiti sono probabilmente il risultato. Indipendentemente dal consumo, questi alimenti hanno effetti orribili sul tuo benessere.

Ma cosa succede quando consumiamo questo tipo di cibo, noto anche come junk food?

L'assimilazione di pesticidi, grassi idrogenati, zuccheri aggiunti, farine bianche e un'ampia gamma di additivi indicati sulle confezioni dei prodotti fabbricati è qualcosa di nuovo che il nostro corpo deve gestire perché è riluttante ad utilizzarlo per il suo lavoro quotidiano, e nel lungo periodo la nostra macchina perfetta si infiamma.

Si è scoperto recentemente che molte malattie sono causate da infiammazioni intestinali.

È possibile iniziare a comprendere perché è fondamentale conoscere cosa stai mangiando?

L'effetto di questi alimenti sul nostro corpo può manifestarsi in vari modi:

- Possono essere la ragione della tua stanchezza persistente. Sebbene questi alimenti economici ti rendano felice e pieno, mancano di tutti i nutrienti necessari per sentirti stabile e rinvigorito.

- Potrebbero causare la depressione nei bambini: Gli adolescenti subiscono una serie di cambiamenti ormonali. Mantenere una normale equalizzazione ormonale richiede una dieta sana. I cibi spazzatura aumentano la probabilità che i bambini soffrano di depressione del 58%.

- Possono aumentare la probabilità di sviluppare problemi gastrointestinali come la malattia da reflusso gastroesofageo e la sindrome dell'intestino irritabile.

- Possono causare diabete. La digestione è stressata dal cibo spazzatura che altera il glucosio. Per evitare un picco brusco nei livelli di glucosio, lo zucchero raffinato fa sì che il pancreas produca più insulina. Le cellule del tessuto adiposo crescono quando si riceve più insulina del necessario. L'aumento di peso aumenta l'insulinoresistenza e aumenta la probabilità di sviluppare il diabete.

- Possono causare danni al funzionamento del cervello: Un test da laboratorio, descritto nella rivista Brain, Behavior, and Immunity, ha dimostrato che i roditori possono sviluppare disabilità di memoria a causa di elevati livelli di zuccheri. Pertanto, si pensa che possano contribuire all'avanzamento della demenza senile e dell'Alzheimer negli uomini.

- Possono aumentare il rischio di malattie coronariche: aumentano i livelli di trigliceridi e colesterolo, che sono importanti fattori di rischio per le malattie cardiache.

- Possono aumentare la probabilità di contrarre il cancro: Una ricerca pubblicata nell'European Journal of Cancer Prevention ha scoperto che un consumo eccessivo di zuccheri e grassi può aumentare la probabilità di contrarre malattie tumorali.

Probabilmente sei confuso o preoccupato in questo momento.

Ti capisco il motivo per cui ho provato queste sensazioni quando la dottoressa mi ha parlato della sindrome metabolica, di cui ti ho parlato in precedenza, ricordi? Ti sto guidando gradualmente per scoprire il nemico. Tuttavia, voglio assicurarti: Esistono soluzioni.

www.ingramcontent.com/pod-product-compliance
Lightning Source LLC
Chambersburg PA
CBHW071214020426
42333CB00015B/1407